Maqāla fī al-rabw

Jerusalemer Texte
Schriften aus der Arbeit der Jerusalem-Akademie

herausgegeben von
Hans-Christoph Goßmann

Band 12

Verlag Traugott Bautz

Wilhelm Kaltenstadler

Maqāla fī al-rabw

Die Abhandlung des Maimonides über das Asthma

Verlag Traugott Bautz

Bibliografische Information
Der Deutschen Bibliothek
Die Deutsche Bibliothek verzeichnet diese
Publikation in der Deutschen Nationalbibliografie;
detaillierte bibliografische Daten sind im Internet
über http://dnb.ddb.de abrufbar.

Verlag Traugott Bautz GmbH
99734 Nordhausen 2013
ISBN 978-3-88309-433-5

Inhaltsverzeichnis

Das Asthmawerk im Rahmen des medizinischen Gesamtwerkes von Maimonides

Moshe Ben Maimon, wie er sich auf Hebräisch, Abu Imran Musa Ibn Maimun[1], wie er sich auf Arabisch nannte, auch unter dem Akronym RaMBaM bekannt, war nicht nur Theologe und Philosoph[2], sondern auch praktizierender Arzt. Seine medizinischen Erkenntnisse prägten allerdings Europa bei weitem nicht so stark wie seine vom Judentum und der Antike ausgehende Philosophie und Theologie.[3] Die Verbundenheit mit dem Judentum und der muslimischen Kultur, in welcher er lebte und wirkte, erscheinen bei ihm nicht als Gegensatz. Er war eine Persönlichkeit, welche man heute als „interkulturell"[4] bezeichnet.

Mūsā Ibn Ubayd Allāh, der Israelit von Cordoba, allgemein bekannt als Moses Maimonides, kam im Jahre 1138[5] in Cordoba im spanischen Andalusien auf die Welt. Wegen der Verfolgung der Juden durch die fundamentalistischen Almohaden[6] verließ er mit seiner Familie 1148 Spanien und kam nach einer längeren Wanderung 1165 nach Ägypten. Eine wichtige Station auf dem Weg nach Ägypten war die marokkani-

---

[1] Fred Rosner: Moses Maimonides the Physician, in: Fred Rosner-Samuel S. Kottek (Hrsg.): Moses Maimonides Physician, Scientist, and Philosopher, Northvale-New Jersey, London 1993, S. 3.

[2] Yossef Schwartz: Moshe ben Maimon, in: Metzler Lexikon Jüdischer Philosophen, hrsg. von Andreas R. Kilcher / Otfried Fraisse, Stuttgart 2003, S. 42-46.

[3] Vgl. J. Guttmann: Der Einfluß der maimonidischen Philosophie auf das christliche Abendland, in: Moses ben Maimon, Bd. I, Leipzig 1908.

[4] Görge K. Hasselhoff: Moses Maimonides interkulturell gelesen, Interkulturelle Bibliothek, Bd. 20, Nordhausen 2009.

[5] Aus dem Schluss des Mischne-Kommentars geht nach Heinrich Schipperges: Krankheit und Gesundheit bei Maimonides (1138-1204), Berlin-Heidelberg 1996, S. 7 einwandfrei hervor, dass „Maimonides 1138, nicht 1135, geboren wurde". In diesem Sinne äußerte sich bereits G. Stemberger: Maimonides als Mischna-Ausleger, in: Kairos 28, S. 196-208, hier S. 196. Allerdings behält Emilio Gonzales Ferrín: Historia General de Al Andalus. Europa entre Oriente y Occidente, 2. Auflage, Cordoba 2007, S. 467 das konventionelle Geburtsjahr 1135 bei.

[6] E. G. Ferrín: Historia General de Al Andalus, ebd., Kap. VII. El orden periférico, S. 431-473.

sche Stadt Fez. Hier vervollständigte er seine schon in Andalusien begonnene philosophische, medizinische und talmudische Ausbildung, ohne jedoch, wie immer wieder behauptet wird, zum Islam zu konvertieren. „Schon 1165 verliess die Familie Fez und gelangte per Schiff nach Akko und kam von dort nach Ägypten, wo sich Maimonides mit seiner Familie in Fostat (Alt-Cairo) niederließ. Erst nach dem Tod seines Vaters und Bruders im Jahre 1166 wandte er sich nach einer ein Jahr dauernden Krankheit der praktischen Medizin zu. Er war damit so erfolgreich, dass er im Jahre 1174 im Alter von 39 Jahren Hofarzt beim Wesir Al-Fadhil wurde. Dieser regierte das Land während der Abwesenheit des Sultans Saladin des Großen, der gegen die Kreuzfahrer in Palästina Krieg führen musste.[7] Von 1176/77 an war Maimonides geistliches Oberhaupt der Juden Ägyptens. In Fustat heiratete er eine Schwester des Abū-l'Malī, eines Geheimschreibers der Frau des Sultans Saladin. Mit seiner Heirat in Fostat, wo Maimonides und seine Familie seit 1168 lebte, kam er wohl auch in näheren Kontakt mit dem ägyptischen Hof des Wesirs in Cairo.

Diese große Nähe zum Hof des Sultans in Cairo trug wohl dazu bei, dass ihn Al Afdal Nur ad Din Ali, der ältere Sohn von Saladin, nach Fred Rosner „a playboy“[8], nach dem Tode seines berühmten Vaters am 3. März 1193 zu seinem Hof- und Leibarzt ernannte. Das bedeutete gegenüber seiner bisherigen Tätigkeit als Hofarzt des Wesirs eine Rangerhöhung, aber auch mehr Arbeit. Damit war er im Alter von etwa 60 Jahren auch Leibarzt des ranghöchsten Herrschers von Ägypten geworden. Als solcher war er nicht nur für die Gesundheit Alafdals, seiner Familie und Kinder, seiner Umgebung, seines Harems und seiner Konkubinen zuständig. Die Wartezimmer im Palast von Cairo waren oft voll. Sowohl „Juden als auch Nichtjuden, Edle und gemeines Volk, Richter und Polizisten, Freunde und Feinde“, also „eine gemischte Menge“[9], ließen sich

---

[7] *The Art of Cure. Extracts from Galen*, Maimonides' Medical Writings, Vol. 5, Haifa 1992, translated from Arabic manuscripts and annotated by Uriel S. Barzel, hrsg. durch das Maimonides Research Institute, "Foreword" von Fred Rosner, S. 1-22, hier S. 2.

[8] "Foreword" von Fred Rosner, ebd., S. 2. Im gleichen Vorwort weiter unten S. 12 wird der junge Sultan charakterisiert als „a frivolous and pleasure-seeking man of thirty, subject to fits of melancholy or depression due to his excessive indulgence in wine and women“.

[9] „Foreword“ von Fred Rosner, Medical Writings of Moses Maimonides, Vol. 5, ebd., S. 3.

von ihm, nicht selten bis in die Nacht hinein, behandeln. Der Andrang war vielfach so groß, dass Maimonides sich binnen 24 Stunden mit einer leichten Mahlzeit begnügen musste. Seine Tätigkeit war oft so aufreibend, dass er einmal wörtlich feststellte: „Wenn die Nacht hereinbricht, bin ich so erschöpft, dass ich kaum sprechen kann.“[10]

Trotz seiner enormen Arbeitsbelastung als Hof- und Leibarzt wurde er auch mit der Abfassung mehrerer medizinischer Traktate, z.B. auch über Schlangenbisse, beauftragt. Ein besonderes Problem in diesen Traktaten, in denen er sich direkt an den Herrscher wandte, bestand darin, dass sein Herr Al Afdal, der Sohn von Saladin, auch in sexueller Hinsicht sehr ausschweifend lebte und Maimonides ihm nur sehr schonend beibringen konnte, dass ein Leben in Maßlosigkeit und ohne die (innere) Freiheit des Geistes die Gesundheit des Körpers untergrabe. Offensichtlich gelang es Maimonides mit Fingerspitzengefühl und Diplomatie, seinen Patienten Alafdal zu einer relativ gemäßigten Lebensweise zu bewegen und dank seiner ärztlichen Kunst dessen Leben zu verlängern.[11]

Maimonides starb „am 13. Dezember 1204 im Jahre 4965 der Schöpfung, in Fustāt, gleichermaßen betrauert von Juden wie Muslims.“ Seine irdische Hülle wurde auf seinen Wunsch hin in Tiberias im Heiligen Land beigesetzt.[12] Das größte Lob, das ein Arzt erfahren kann, stammt von dem arabischen Arztdichter Sa´īd ben Sanā´al-Mulk (1165-1212), der sein Patient war: „Galens Kunst heilte allein den Körper, Abū´Imrān dagegen Körper und Geist zugleich. Wie sein Wissen ihn zum Arzt des Jahrhunderts gemacht, so heilte er durch seine Weisheit die Krankheit

---

[10] Brief des Maimonides an seinen Freund, den französischen Rabbi Samuel Ibn Tibbon, im Jahre 1199. Hier das Zitat in Englisch: „When night falls, I am so exhausted that I can hardly speak", zit. nach dem "Foreword" von Fred Rosner, Medical Writings of Moses Maimonides, Vol. 5, ebd., S. 3.

[11] Maurice-Ruben Hayoun: Maimonides Arzt und Philosoph im Mittelalter. Eine Biographie, aus dem Französischen übertragen von A. Wildermann, München 1999, S. 78-82.

[12] Quelle: http://astore.amazon.de/buchundjudenhaga/detail/3406452698 (Stand 19.01.2010). Dieser Text beruht auf einer Besprechung des Buches von Hayoun in der „Neuen Zürcher Zeitung“ (Das historische Buch). In der Frankfurter Allgemeine Zeitung vom 01.07.2000 äußert sich allerdings Friedrich Niewöhner empört über diese Biographie von Hayoun über Maimonides. Er ordnet das Werk eher unter „Märchen“ als unter Wissenschaft ein. Zu Maimonides aus spanischer Sicht vgl. E.G. Ferrín: Historia General de Al Ándalus, a.a.O., S. 467-471.

der Unwissenheit."[13] Maimonides, der medizinische Autodidakt, der nie Medizin an einer Hochschule studiert hatte, war aber nicht nur ein großer am Menschen orientierter praktischer Heilkünstler, sondern ein universaler medizinischer Schriftsteller, der so gut wie kein Gebiet der Medizin unbeackert gelassen hatte. Eine besondere medizinische Glanzleistung stellt sein sechstes medizinisches Buch, der *Treatise on Asthma*, dar. Es liegen dafür inzwischen Vol. 6 als englische Edition des Maimonides Research-Institute von Haifa (1988 und 1994) und Vol. I der englisch-arabischen Edition der Brigham Young University aus Utah (2002) vor. Der umfangreiche Band II dieser Edition enthält die bisher kaum bekannten kritischen Ausgaben der mittelalterlichen hebräischen und lateinischen Übersetzungen des Asthmawerkes von Maimonides.[14]

Die vorliegende Edition und Übersetzung des Asthmawerkes durch Gerrit Bos (Vol. I), die auf dem arabischen Originaltext beruht, genügt als erste den hohen Anforderungen der modernen Editionstechnik von mittelalterlichen Texten. Der Asthmatraktat, bei dem es sich um das sechste Buch des Maimonides handelt, verdankt seine Entstehung dem Ersuchen eines anonymen prominenten asthmakranken Patienten, der in Alexandria lebte. Dieser leidet an heftigem Kopfweh, was ihn daran hindere, einen Turban zu tragen. Seine Symptome beginnen regelmäßig jedes Jahr mit einer allgemeinen Erkältung, vor allem in der Regenzeit, und führen stets zu großen Atembeschwerden.[15] Auf die Anfrage des Patienten, ob ein Klimawechsel[16] nicht Besserung brächte, kommt Maimonides in den 13 Kapiteln des Asthmawerkes immer wieder auf das Klima im Allgemeinen und für Asthmatiker im Besonderen und die anzuwendenden Diätregeln zu sprechen. Neben den Rezepten für Nahrung und Arzneien, welche im arabisch-muslimischen Kulturraum be-

---

[13] Heinrich Schipperges: Krankheit und Gesundheit bei Maimonides, a.a.O., S. 12.

[14] Maimonides: *On Asthma*, Vol. 2, Critical Editions of Medieval Hebrew and Latin Translations by Gerrit Bos and Michael R. McVaugh, Part of the Medical Works of Moses of Maimonides, Brigham University Press, Provo/Utah 2008.

[15] Asthmamediziner der Gegenwart beschränken sich wie Maimonides in ihrer Therapie schon längst nicht mehr auf Medikamente, sondern fördern auch die Kunst des richtigen Atmens und empfehlen unter anderem Kurse für „Atemgymnastik" und Atemübungen, z.B. nach „Mittendorf".

[16] Vgl. Moses Maimonides′ Treatise on the Causes of Symptoms, in: Maimonides′ Medical Writings, Vol. 4, Haifa 1990, S. 136.

reits seit dem 8. Jahrhundert u.Z. in Apotheken[17] erworben werden konnten, beschreibt er „die verschiedenen Klimate des Mittleren Ostens".[18] Dabei kommt er zur Erkenntnis, dass sich das trockene ägyptische Klima positiv auf Asthmakranke, welche feuchte Luft nicht vertragen können, auswirkt. Er warnt jedoch vor dem Einsatz allzu starker Heilmittel.[19] Kairo befindet sich in der subtropischen Klimazone, es herrscht ein warmes und trockenes Wüstenklima. „Etwas Niederschlag fällt nur zwischen November und März mit durchschnittlich 3,8 bis 5,9 Millimeter."[20] Die Sandstürme im Sommer vom Mai bis September bereiten nicht nur Augenprobleme, sondern können auch bei bestimmten Asthma-Varianten Allergien verursachen. Zudem vertragen bestimmte Asthmakranke nicht die heiße, trockene Luft.

Es handelt sich beim Asthmawerk, dem sechsten medizinischen Buch[21] von Maimonides, aber nicht um eine systematisch-methodische Erörterung dieser Krankheit, „ihrer Ursachen, Symptome und Behandlung", sondern vielmehr um „eine Behandlung der Gesundheit, angepasst an die spezifischen Bedürfnisse des an dieser Krankheit leidenden Patienten".[22] Es verwundert darum auch nicht, dass die Argumentation und der Text des Asthmatraktates in vielen Punkten mit seiner Abhandlung „On the Regimen of Health" (Regimen Sanitatis[23]) übereinstimmen. Was hier

---

[17] Frank Thadeusz: Doktor Allwissend. Avicenna – Philosoph und Patriarch der Medizin, in: Persien – Supermacht der Antike. Gottesstaat der Mullahs, in: Der Spiegel „Geschichte", Nr. 2, 2010, S. 74f. Avicenna lebte von 980 bis 1037.

[18] Im Original: "the various climates of the Middle East" (Preface of Gerrit Bos).

[19] Preface to "The Medical Writings of Moses Maimonides", Vol. 1, Haifa 1988, S. 9. In seinem Vorwort zu *The Art of Cure. Extracts from Galen*, in: Maimonides′ Medical Writings, Vol. 5, a.a.O., S. 9f skizziert Fred Rosner die wichtigsten Aspekte der Entstehung des Asthmabuches und hebt dabei ganz besonders die große Relevanz der Umwelt im Kapitel 13 des Asthmawerkes hervor.

[20] http://de.wikipedia.org/wiki/Kairo.

[21] Vgl. dazu das Vorwort von Fred Rosner zu *The Art of Cure. Extracts from Galen*, a.a.O., Vol. 5 (1992), S. 9 und Heinrich Schipperges: Krankheit und Gesundheit bei Maimonides, a.a.O., S. 16.

[22] Maimonides: *On Asthma* (Gerrit Bos), Complete Medical Works of Maimonides, Vol. 1, Provo/Utah 2002, Preface to this Volume, S. XXI. Englischer Text von Gerrit Bos: "a regimen of health adapted to the specific needs of his patient suffering from this disease."

[23] H. Grossberger: Regimen sanitatis des Maimonides für den Sultan El Malik Al-Afdal, Faksimile der Ausgabe Florenz (ca. 1480), Heidelberg 1931. Vgl. dazu auch Fred Rosner: Moses Maimonides the Physician, in: Sammelband *Moses Maimondes.*

Maimonides in seinem Asthmawerk für die spezielle Behandlung eines prominenten Asthmakranken sagt, gilt im Grunde weitgehend auch für andere vergleichbare Krankheiten und natürlich auch für die Gesamtkonstitution von Gesunden und Kranken ganz allgemein. Die vier Kapitel des „Treatise on the Regimen of Health“[24] und der 22 Kapitel des „Treatise on the Causes of Symptoms“[25] stellen Regeln vor, die zu einem großen Teil auch auf das Asthma anwendbar sind. Auch die „General Rules of Health“[26] der Aphorismen sind gar nicht so allgemein, wie der Titel vermuten lässt, sondern ohne Schwierigkeiten zum Teil auch auf das Asthma anwenden. Diese Regeln sind aber, wie es sich für Aphorismen geziemt, doch so flexibel, dass sie auch Aspekte der „Gerontologie“[27] nicht ausschließen. Selbst in der Abhandlung über „Special Remedies“[28] finden sich einige Medikamente, welche Maimonides seinem hochgestellten anonymen Patienten[29], den er in seinem ihm gewidmeten Asthmastraktat als „Our Master“ (Unser Meister) tituliert,[30] als Spezialarzneien empfohlen hat. Die hier mehrfach erwähnten Exkremente[31] verschiedener Tiere, wie sie unter anderem auch im Theriak

---

Physician, Scientist, and Philosopher, edited by Fred Rosner and Samuel S. Kottek, Northvale, New Jersey, London 1993, S. 3-12, hier S. 10.

[24] Moses Maimonides´ three Treatises on Health, in: The Medical Writings of Maimonides, “The Maimonides Research Institute” (Herausgeber Fred Rosner), Vol. 4, Haifa 1990, S. 3-116.

[25] Moses Maimonides´ three Treatises on Health, in: Medical Writings, Vol. 4, ebd. S. 117-174. Auf Deutsch: “Abhandlung über die Ursachen der Symptome”.

[26] Maimonides´ Medical Aphorisms in: Maimonides´ Medical Writings, “The Maimonides Research Institute” (Herausgeber: Fred Rosner), Vol. 3, Haifa 1989, Seventeenth Treatise, S. 271-280. In Deutsch: “Die allgemeinen Regeln der Gesundheit”.

[27] Auf die „gerontology“ verweist Maimonides in seinen medizinischen Aphorismen, Vol. 3 (Fred Rosner), Seventeenth Treatise, vor allem Nr. 27-36, ebd., S. 276f.

[28] Maimonides´ Medical Aphorisms, Vol 3, ebd. Twenty-Second Treatise, S. 342-355. Auf Deutsch: “Spezielle Heilmittel”.

[29] Maimonides *On Asthma*, Complete Medical Works of Moses Maimonides, Vol. 1 (G. Bos), a.a.O., Preface to this Volume, S. XXI.

[30] Maimonides´ Dedication and Introduction, in: The Medical Writings of Maimonides, Vol. 1, Haifa 1988, S. 33-42, hier S. 35.

[31] Im Mittelalter gab es Alchimisten, welche die Adepten als „Mistfreunde, Harnsieder und Exkrementenforscher“ bezeichneten. Vgl. dazu Dieter Vogl / Nicolas Benzin: Die Entdeckung der Urmatrix. Die genetische Rekonstruktion menschlicher Organe, Bd. II: Die Ureinheit aller Dinge, Greiz 2003, S. 103f. In der 22. Abhandlung (Treatise 22) der medizinischen Aphorismen, die sich auf „Special remedies“ bezieht, finden sich Exkremente von Mäusen, von Hunden, von Wölfen, von Ziegen (mit Gerste ver-

(dem Allheilmittel der Antike und des Mittelalters selbst bei Pestepidemien) vorkommen, fehlen jedoch in der Asthmaschrift.

Wie die klassische Homöopathie, die man noch heute „in manchen Fällen“ von Asthma als „ergänzende Behandlungsmethode zur Schulmedizin“[32] braucht, ist auch die medizinische Lehre von Maimonides nicht partiell, sondern ganzheitlich ausgerichtet und appelliert auch an die Selbstheilungskräfte von Seele und Körper. Was Maimonides in seiner Abhandlung „On the Regimen of Health for the Sultan“[33] darlegt, gilt darum eben nicht nur für den Sultan und die anderen Mitglieder der moslemisch-ägyptischen Elite des 12. Jahrhunderts in Ägypten, sondern im Grunde auch für die einfachen Patienten.

Maimonides hatte schon lange vor der Etablierung der modernen medizinischen Diagnostik erkannt, dass es auch beim Asthma keine medizinische Verallgemeinerung gibt und dass die Diagnose bei jedem Patienten anders sein kann, weil die Voraussetzungen für die Entstehung der Krankheit bei jedem Patienten unterschiedlich sind.

Maimonides´ Einführung in sein Asthmawerk

Das Werk von Maimonides über Asthma ist kein Lehrbuch, sondern im Auftrag einer hochgestellten Persönlichkeit entstanden. Es ist möglich, dass auch dieses Werk dem Maimonides genauso befohlen wurde wie seine Abhandlung über die „Gifte und ihre Heilung“[34] im Jahre 1198 durch den ägyptischen Wezir.[35] Vermutlich war der Auftraggeber des Asthma-Werkes ein guter Freund des Sultans Saladin (Tod am 3. März 1193). Eventuell ist dieser anonyme Auftraggeber des Asthmawerkes

---

mischt), von Schafen (in Essig getrocknet und geknetet), von Tauben und von Hühnern. Quelle: Maimonides´ Medical Aphorisms, Vol 3, ebd., Twenty-Second Treatise, S. 342-345.

[32] Vgl. Uta Heinrich-Gräfe: Allergien in der Schwangerschaft, in: Allergie konkret Heft 4, 2008, S. 20-22, hier S. 21.

[33] Dieser Traktat bildet den 3. Teil der “ Treatises on Health” von Maimonides, in: Medical Writings, a.a.O., S. 53-72. Auf Deutsch: “Über die Gesundheitspflege für den Sultan”.

[34] Vgl. dazu Moritz Steinschneider: Gifte und ihre Heilung, eine Abhandlung des Moses Maimonides, auf Befehl des aegyptischen Wezirs verfasst, nach einer unedierten hebräischen Uebersetzung bearbeitet, in: Arch. Path. Anat. 57. S. 62-120.

[35] Moritz Steinschneider (Übers.): Gifte und ihre Heilung. Eine Abhandlung des Moses Maimonides, in Virchows Archiv 57 (1873) S. 62-120.

mit dem ägyptischen Wezir Kadhi Al Fadhil identisch. Für ihn hat Maimonides nämlich seine Abhandlung „On Poisons and Their Antidotes" gegen 1198 verfasst. Es spricht also eine relativ hohe Wahrscheinlichkeit dafür, dass der Auftraggeber des Asthmabuches der gleiche ist wie derjenige des „Treatise on Poisons and their Antidotes", nämlich der Wesir Kadhi Al Fadhil, sein „Lord Protector", bekannt auch unter dem Namen Abu-Rahim ben ʹAli el Beisani. Maimonides widmete ihm diesen in zwei Teilen geschriebenen Traktat im Ramadhan-Monat des islamischen Jahres 595, was in etwa dem Juli 1198 nach Chr. entspricht.[36]

Der ungenannt bleibende Auftraggeber des Asthma-Werkes, der zuvor schon ohne Erfolg zahlreiche Ärzte frequentiert hatte, ersuchte Maimonides, sein Asthma, das von beiden für chronisch betrachtet wurde, zu behandeln und dafür auch schriftliche Unterlagen auszuarbeiten. Gleich zu Anfang seines Vorwortes stellt Maimonides fest, dass die Krankheit „viele Ursachen" haben kann und dass die Heilung von Asthma (und anderer Krankheiten) auch von diesen unterschiedlichen Ursachen abhängt. Bevor man als Arzt sich an eine Behandlung der Krankheit wagt, muss man zuerst einmal ganz allgemein das Temperament (im Sinne der damals gültigen Temperamente-Lehre)[37] des Patienten feststellen. Die antike und arabische Lehre von den Temperamenten geht dabei von folgendem Grundschema aus: Sanguiniker (Blut), Phlegmatiker (Schleim), Melancholiker (Schwarzgalle) und Choleriker (Galle).[38] Darüber hinaus hält es Maimonides für unerlässlich, noch speziell das Temperament jedes einzelnen Organs zu prüfen, vor allem das Temperament des schmerzenden Organs selbst und derjenigen Organe, die an seinem Schmerz beteiligt sind. In unmittelbarem Zusammenhang mit dem jeweiligen Temperament steht auch die körperliche Konstitution

---

[36] Summary and Appreciation of Maimonidesʹ Treatise on Poisons, in: The Medical Writings of Moses Maimonides, Haifa 1988, Vol. 1, S. 26-32, hier S. 26. Auf Deutsch: "Abhandlung über die Gifte und ihre Gegengifte". Eine kurze Skizze dieses *Treatise on Poisons and Their Antidotes* findet sich im Vorwort von Rosner zu Vol. 5 (Haifa 1992), S. 10-12.

[37] Moses Maimonides: Laws of Human Temperaments, in: Medical Writings, Herausgeber: "The Maimonides Research Institute", Vol. 4, a.a.O., S. 175-242.

[38] Heinrich Schipperges: Arabische Medizin im lateinischen Mittelalter, Sitzungsberichte der Heidelberger Akademie der Wissenschaften, Mathematisch-Naturwissenschaftliche Klasse, Heidelberg-New York 1976, S. 29.

vor allem des Asthmakranken, unter anderem die Beleibtheit (Fettigkeit) oder Magerkeit des Körpers des Patienten. Natürlich sind auch das Alter des Asthma-Patienten, die Umweltverhältnisse seiner Stadt, sein Habitus, die Jahreszeit und die zum Zeitpunkt der Krankheit herrschenden Wetterverhältnisse zu berücksichtigen.[39] Bei zahlreichen Krankheiten spielt auch die Tages- und Jahreszeit, in welcher diese auftreten, eine wichtige Rolle.[40]

Maimonides betont, dass es nicht seine Absicht ist, ein Lehrbuch über das Asthma zu liefern. Der Zweck der Abhandlung ist rein pragmatischer und spezieller Natur: „sich nämlich mit dem Erfordernis, das von meinem erlauchten Meister vorgebracht wurde, zu befassen – möge Gott ihn von jedem Leid heilen.“[41] Das Asthmawerk von Maimonides ist also weniger ein Lehrbuch als eine Fallstudie im Auftrag eines hochgestellten ungenannt bleibenden Patienten.

Krankheitsbeschreibung: Arten, Ursachen und Symptome des Asthma

Asthma war nach Maimonides genauso wie Nasenpolypen, wörtlich „Hämorrhoiden der Nase“, und „bad sores“[42] eine chronische Krankheit. Maimonides erkannte bereits im 12. Jahrhundert, dass es im Grunde zwei Gruppen von Asthmaerkrankungen gab, nämlich die konventionellen, die auf Veranlagung beruhen und wie die Staublunge umweltbedingt sind, und diejenigen, welche auf Allergien zurückzuführen sind. Maimonides hält allerdings diese beiden Gruppen nicht immer streng auseinander, wohl in der Erkenntnis, dass es zwischen den beiden Gemeinsamkeiten und Überschneidungen gibt.

Bereits im alten Ägypten waren Erkrankungen der Atemwege sehr verbreitet. Asthma, Bronchitis, Staublunge und Kohlenstaublunge sind

---

[39] Author´s Introduction im Werk “*On Asthma*”, Vol. 1 (G. Bos), a.a.O., S. 1.

[40] Heinrich Schipperges: Moderne Medizin im Spiegel der Geschichte, Stuttgart 1970, S. 62 und Heinrich Schipperges: Arabische Medizin im lateinischen Mittelalter, a.a.O., S. 29f.

[41] Author´s Introduction im Werk “*On Asthma*” (G. Bos), a.a.O., S. 2.

[42] Wörtlich bedeutet *bad sores* „böse Schmerzen“. Der Herausgeber verdeutlicht diesen Begriff mit *malignant ulcers*, also bösartige Geschwüre.

häufige Krankheiten.[43] Alle chronischen Krankheiten, zu denen er auch das Asthma rechnete, galten ihm bereits zu Beginn seines Asthmawerkes als „un- oder schwer heilbar“[44], also als besondere Problemfälle. Asthma war also eine Krankheit, die Maimonides und seine medizinischen Zeitgenossen in der Regel nicht heilen, aber durch eine Kombination verschiedener Therapiemethoden, vor allem durch eine gezielte Diät[45], erträglicher machen konnten. Im Kommentar zu den Aphorismen des Hippokrates entdeckte ich die höchst interessante Stelle, dass bestimmte chronische bzw. chronisch gewordene Krankheiten eher bei älteren als bei jungen Menschen vorkommen. Dazu gehört neben „illness of the side“ (im Kommentar dazu „pleurisy“ oder „intercostal neuralgia“) auch das Asthma. Maimonides führt diese für ihn typischen Alterserkrankungen auf das Überwiegen der schwarzen Galle zurück, was auch geistige Konfusion, mit Fieber[46] verbundene Schlaflosigkeit und Hämmorhoiden[47] zur Folge haben könne.[48] Diese starke Neigung älterer Menschen zu Asthma und anderen chronischen Krankheiten ist nach Hippokrates verbunden mit Atembeschwerden und Katarrhen. Diese Alterskrankheiten treten oft gemeinsam – vor allem im Herbst und Winter[49] - auf mit Urinierungsproblemen, verschiedenartigen Schmerzen, Vertigo (Schwindel), Apoplexie (zerebrale Durchblutungsstörung), Pruritis (Juckreiz), Schlaflosigkeit, Wässerung der Augen und der Nasenflügel, Sehschwä-

---

[43] Vgl. Renate Germer: Die Heilpflanzen der Ägypter, Düsseldorf-Zürich 2002, S. 68f und Dieter Köhler– Bernd Schönhofer – Th. Voshaar: Pneumologie. Ein Leitfaden für rationales Handeln in Klinik und Praxis, Thieme Verlag, Stuttgart – New York 2010, vor allem Kapitel 4 „Atemwegserkrankung“ mit Einbeziehung des modernen COPD.

[44] Maimonides *On Asthma*, Vol. 1 (G. Bos), a.a.O., Kap. 1, S. 13, Nr. 1.Wörtlich: “impossible or difficult to heal”.

[45] Zur Bedeutung der Diätetik in der arabischen Medizin des Mittelalters vgl. Heinrich Schipperges: Arabische Medizin im lateinischen Mittelalter, a.a.O., S. 52-62 und S. 134-144.

[46] Von Kapitel 8 bis einschließlich Kapitel 12 seines Werkes The Art of Cure. Extracts from Galen, Vol. 5, S. 98-151 setzt sich Maimonides ausführlich mit den verschiedenen Fieberarten, z.B. Tag-, Dauer-, hektischem Fieber, auseinander.

[47] Hermann Kroner (Herausgeber und Übersetzer): Die Haemorrhoiden in der Medicin des XII. und XIII. Jahrhunderts“, in: Janus 16 (1911), S. 441-456 und 645-718.

[48] Maimonides´ Commentary on the Aphorisms of Hippocrates, in: Moses Maimonides´ Medical Writings, Haifa 1987, Vol. 2, Section 3, S. 87f, Nr. 30 und 31.

[49] Maimonides´ Commentary on the Aphorisms of Hippocrates, Vol. 2, Section 3, ebd., S. 82, Nr. 22 und 23.

che, Hörschwäche und anderen Beschwerden.[50] Es gab also schon im mittelalterlichen Ägypten ´unsere´ modernen Zivilisationskrankheiten.

Maimonides rechnet Asthma zusammen mit Orthopnea (Kurzatmigkeit), Steinkrankheiten (z.B. Gallensteine), Nasentumoren und Geschwüren („ulcers") zu den chronischen Krankheiten[51]. In einer Anmerkung charakterisiert Fred Rosner Asthma zutreffend mit „narrowness of respiration", also einer beengten Atmung.[52] Nicht immer chronisch ist das Asthma allerdings bei Kindern und Jugendlichen. Die hier von Maimonides geäußerte Meinung scheint auf einer alten medizinischen Volksweisheit und Zahlenmagie zu beruhen: Die meisten dieser chronischen Beschwerden werden (nicht nur bei Asthma) bei ihnen in 40 Tagen, 7 Monaten oder 7 Jahren geheilt. Im Folgesatz präzisiert er abschwächend seine Aussage: „Einige von ihnen werden geheilt, bevor die Schamhaare zu wachsen beginnen, und im Fall der Mädchen in der Periode der Menstruation."[53] Maimonides beruft sich hier auf das wohl zu Unrecht Galen zugeschriebene Werk *On the Signs of Death*.[54]

Man tut also gut daran, bei den diversen Beschreibungen des Asthma durch Maimonides, die auch die Erkenntnisse von Hippokrates und Galen berücksichtigen, darauf zu achten, dass das Asthma in erster Linie eine chronische bzw. chronisch gewordene Krankheit von Erwachsenen ist und nicht zuletzt auch in vorgerücktem Alter zu finden ist. Das folgende Zitat ist sicher keine typisch wissenschaftliche Asthmadefinition, doch bietet sie einen auf genauer Beobachtung basierenden guten prag-

---

[50] Maimonides´ Commentary on the Aphorisms of Hippocrates, Vol. 2, Section 3, ebd., S. 87f, Nr. 31. Vergleichbare Altersdefizite beschreibt Maimonides auch in "The Seventeenth Treatise" der "Medical Aphorisms", a.a.O., Vol. 3, Nr. 14, S. 273.

[51] Maimonides´ Medical Aphorisms, ebd., Vol. 3 (Hrsg. Fred Rosner), Third Treatise, Nr. 75 und 76, S. 49 und Maimonides´ Medical Aphorisms Treatises 1-5 (Hrsg. Gerrit Bos), Provo / Utah 2004, Nr. 75 und 76, S. 52. Beide Autoren stehen hier in der Tradition von Galen, worauf Gerrit Bos in seinen zahlreichen Fußnoten zur 3. Abhandlung der Medical Aphorisms verweist.

[52] Maimonides´ Medical Aphorism (Rosner), Vol. 3, ebd., Fourth Treatise, S. 59, Anm. 82. Diese Definition findet sich nicht in der Ausgabe von Gerrit Bos.

[53] Maimonides Medical Aphorisms Treatises 1-5 (Hrsg. Gerrit Bos), a.a.O., Third Treatise, Nr. 76, S. 52. Fred Rosner, Vol. 3, Nr. 76, S. 49f weicht nur in der Formulierung, aber nicht sinngemäß vom Text von Gerrit Bos ab.

[54] Translater´s Introduction in Maimonides Medical Aphorisms Treatises 1-5 (Hrsg. Gerrit Bos), ebd., S. XXIf.

matischen Ansatz: „Wenn einer einen schnellen Atem hat, als ob er gerade eine große Strecke, ohne Fieber zu bekommen, gelaufen ist“.[55] Maimonides charakterisiert diese Art der Atmung bei typischen Asthmatikern auch als „upright-breathing“.

Für die Entstehung dieser Form des Asthma nennt Maimonides folgende Ursachen: „Diese Krankheit entsteht wegen der Beengtheit, die in Brust und Bauch auftritt, oder auf Grund von Abszessen in den Organen oder weil dickflüssige Säfte zwischen der Brust und der Lunge hin- und herfließen. Man nennt diese spezifische Krankheit Asthma“[56]. In einer medizinischen Fachdiskussion mit einem nicht genannten berühmten Kollegen widerspricht Maimonides der These, dass asthmatisch bedingte Atemprobleme mit Hustenanfall verbunden seien, mit den Worten: „Ich sagte ihm, dass Asthma zuerst entsteht, wenn die dicke, zähfließende Flüssigkeit sich anhäuft in den Verästelungen der Luftröhre und nicht, wenn diese sich sammelt in den pulsierenden Blutgefäßen.“[57]

Die hier von Maimonides beschriebenen Symptome passen aber meist besser zu den Krankheitsbildern der chronisch-obstruktiven Bronchitis und des Lungenemphysems, welche heute unter dem Begriff der COPD[58], der „chronisch-obstruktiven Lungenerkrankung“[59], beide nur schwer voneinander trennbar, zusammengefasst werden. Das Hauptcharakteristikum der COPD, die m. E. für den Auftrageber von Maimonides

---

[55] In der englischen Ausgabe von Rosner,Vol. 3, Twenty-Third Treatise, Nr. 79, S. 371: „If someone has rapid breathing such as someone who has just run a great distance without his being febrile“. Das ist für Fred Rosner das eigentliche Asthma.

[56] In der englischen Haifa-Ausgabe von Vol. 3, Twenty-Third Treatise, Nr. 79, S. 371f: „This illness arises because of constriction that occurs in the chest (wall) and abdomen or because of abscesses present in these organs or because viscous humors pour between the chest (wall) and the lung. This name (asthma) is used for this specific illness.”

[57] Maimonides′ *Medical Aphorisms*, Vol. 3 (Rosner), ebd. Twenty-Fourth Treatise, Nr. 38, S. 391: „I then said to him that asthma first arises when the thick, viscous humor accumulates in the subdivisions of the trachea and not when is accumulating in the pulsating (blood) vessels.“

[58] Winfried Randerath: Die chronisch-obstruktive Lungenerkrankung, in: Winfried Randerath (Hrsg.): Bronchialtherapeutika. Medizinisch-pharmakologisches Kompendium, Bd. 17, Stuttgart 2007, S. 158-172 und COPD – mehr als eine Lungenerkrankung, Beilage zu „Deutsche Medizinische Wochenschrift“, 13. Okt. 2004.

[59] Auf Englisch: „chronic obstructive pulmonary disease“.

vorliegt, „ist eine nicht mehr vollständig reversible Behinderung des Atemflusses“. Diese in der Gegenwart kontinuierlich fortschreitende Krankheit ist zurückzuführen auf einen „Entzündungsprozess der Lunge“, verursacht durch Partikel und Gase. Zu den Leitsymptomen „Husten“ und „Auswurf“ kann nach Maimonides noch erschwerend Luftnot (Dyspnoe) hinzukommen. Die Verursachung durch Partikel und Gase[60] macht verständlich, warum Maimonides in seinem Asthmabuch, das ja für eine hochgestellte Persönlichkeit verfasst wurde, Fragen des Stuhlgangs, der Verdauung, der Schleim- und Säftebildung und den sich daraus ergebenden Therapien wie z.B. dem Klistier so breiten Raum einräumt. Bei der Vielfalt der Krankheitssysmptome dieses besonderen Patienten von Maimonides verwundert es auch nicht, dass noch andere Defekte die Lebensqualität des Patienten schmälern.[61]

Anlässlich der Behandlung eines renommierten ärztlichen Kollegen diagnostizierte Maimonides ein Asthma mit starken Unregelmäßigkeiten beim Puls, welche jedoch nicht mit Fieber verbunden waren. Dazu entstand ein Dialog von Maimonides mit einem ärztlichen Kollegen. Dieser Dialog der beiden Experten über das Asthma des Kollegen ist so fundamental, dass ich diesen hier wörtlich wiedergebe. Die für das moderne OCPD geltenden Phänomene sind in dem durch Maimonides geschilderten Expertengespräch deutlich zu erkennen, auch wenn natürlich Maimonides im 12. Jahrhundert noch keinen wohlklingenden Namen für diese Krankheit parat hatte:

“Ich sagte zu ihm: Ich sehe, dass die Pulsunregelmäßigkeiten vom Druck und der Verengung der pulsierenden Gefäße der Lunge stammen, das ist entweder verursacht durch Verstopfung als Folge dicker, dickflüssiger Säfte, oder wegen der Entwicklung von Entzündungen, die man als noch nicht reife ´Abszesse´[62] bezeichnet. Er sagte zu mir, wenn das der Fall ist, dann sollte auch eine asthmatische Atembeschwerde mit einem Hustenanfall in Verbindung stehen. Dann sagte ich zu ihm, dass Asthma zuerst entsteht, wenn der dicke, dickflüssige Körpersaft (humor) sich in

[60] Winfried Randerath: Die chronisch-obstruktive Lungenerkrankung, a.a.O., S. 159.
[61] Zum Zusammenhang von Asthma und Lebensqualität der Gegenwart vgl. Christian Witt: Asthma bronchiale und Lebensqualität, Uni-Med, Bremen-London-Boston 2009.
[62] Gemeint sind Lungenabszesse.

den Verästelungen (subdivisions) der Trachea (Luftröhre) ansammelt und nicht wenn dieser sich in den pulsierenden Blutgefäßen anhäuft.“[63].

Mit Abszessen und Fieber einher geht das von Maimonides in seinem sehr umfangreichen Werk behandelte Bronchialasthma. Als grundlegende Ursache gibt hier Maimonides für den „cough“, den er mit (Bronchial-) Asthma gleichsetzt, die dicken Keime in der Nahrung an. Sie führen zur Verhärtung von „spleen“ (Milz) and „liver“ (Leber), also wohl zu einer Leberzirrhose. Falls dieser dicke Keim schwarze Galle enthalten sollte, “dann verursacht er Krebs, psoriatische Hautverletzungen, Quartanfieber, Melancholie, Flecken auf dem Gesicht sowie Hämhorrhoiden.“[64]

Dass Maimonides, in Anlehnung an Galen, bereits verschiedene Formen von Tumoren kannte und auch das Wort Cancer (Krebs) immer wieder erwähnt, geht einwandfrei aus Kapitel 13 *Hot Tumours, including Abscesses, Sleep Disorders, and Diseases of the Eyes*[65] und aus Kapitel 14 *Erysipelas, Hard Tumours, Swelling, Cancer, and Obesity*[66] seines Werkes *The Art of Cure*, Vol. 5 (1992), hervor.

Maimonides unterscheidet ein warmes und ein kaltes Asthma. Zum warmen Asthma rechnet Maimonides alle Arten von „bronchial cough“.

---

[63]Maimonides′ Medical Aphorisms, a.a.O., Vol. 3, Twenty-Fourth Treatise, Nr. 38, S. 391. Text der englischen Ausgabe: „I said to him: I see that the (pulse) irregularities arise from pressure and narrowing of the pulsating vessels of the lung; this is either caused by obstruction due to thick, viscous humors or because of the development of inflammations called ′abscesses′ which are not ripe. He said to me: If that is the case, there should also be asthmatic (respiratory difficulty) associated with coughing. I then said to him that asthma first arises when the thick, viscous humor accumulates in the subdivisions of the trachea[63] and not when it is accumulating in the pulsating (blood) vessels.”

[64] Maimonides′ Medical Aphorisms, Vol. 3, ebd., Second Treatise (contains aphorisms pertaining to body humors), S. 26-33, hier Nr. 25, S. 31. In der englischen Ausgabe von Vol. 3: „it causes cancer-like sores, psoriatic skin lesions, pruritis, quartan fever, melancholia, spots on the face and its blackening and hemorrhoids”. Zum Teil abweichende Formulierung bei Gerrit Bos: Medical Aphorisms, Treatises 1-5, Second Treatise, Nr. 25, S. 33 “it causes cancers, peeling of the skin, itch [Juckreiz], quartan fevers, melancholy, a bad complexion and hemmorhoids.” Ich habe mir aus den beiden Übersetzungen von Rosner und Bos die mir aus medizinischer Sicht am meisten passenden Formulierungen herausgesucht.

[65] Maimonides′*The Art of Cure. Extracts of Galen*, Vol. 5 (1992), a.a.O., S. 151-165.

[66] Maimonides′*The Art of Cure. Extracts of Galen*, Vol. 5 (1992), ebd., S. 165-180.

Bei dieser Form des Asthmas ändert sich dauernd der Puls, der Patient hat einen unregelmäßigen Puls.[67] Natürlich wird auch in der modernen Therapie auf den richtigen Puls geachtet. Unregelmäßige Pulsfrequenz gilt nach wie vor als ein wichtiges Symptom der Asthmatherapie.

Nicht nur den Symptomen, sondern auch den Ursachen der Symptome[68] der chronischen Krankheiten ist Maimonides bemüht in seinen „Medical Aphorisms“ auf die Spur zu kommen. Maimonides nimmt in allen seinen medizinischen Werken immer wieder Bezug auf die bereits in der antiken Medizin allgegenwärtigen folgenden Körperflüssigkeiten: **Schwarze Galle** (black bile), **weiße Galle** bzw. Gallenschleim (phlegm), **gelbe Galle** bzw. hepatobiliäre Galle (hepatobiliary bile) und **rote Galle** bzw. Blut.[69] Sigerist bezeichnet diese vier „Kardinalsäfte“ als Blut, Schleim, gelbe Galle und schwarze Galle.[70] Die Humoralpathologie, deren Kern die Lehre vom Gleichgewicht der vier Körpersäfte ist, geht auf die antike Medizin zurück. Sie wurde erst im Laufe des 19. Jahrhunderts durch die moderne naturwissenschaftliche Medizin verdrängt und wird heute nur noch durch einige Heilpraktiker in der Naturmedizin angewendet. Die moderne klinische Pathologie geht heute auch bei der Behandlung von Bronchial- und Lungenkrankheiten weit über die Humoralpathologie hinaus.[71]

Diese „four humors“ des Hippocrates und Galenos kombiniert Maimonides mit dem Prinzip der „four qualities“ des griechischen Philosophen

---

[67] Maimonides´ Medical Aphorisms, Vol. 3, a.a.O., Twenty-Third Treatise (contains aphorisms which elucidate well-known illnesses …), S. 356-382, hier S. 371f, Nr. 78 und 79.

[68] Ganz allgemein zu den Ursachen von Krankheitssymptomen vgl. Moses Maimonides´ Treatise on the Causes of Symptoms, in: Maimonides´ Medical Writings, The Maimonides Research Institute, Haifa 1990, Vol. 4, S. 128-162 und Jacob I. Dienstag: Bibliography of Maimonides´ Causes of Symptoms, ebd., S. 163-174. Maimonides steht in seiner Ursachenanalyse ganz stark in der antiken Tradition von Galen, er hat sogar den Titel der Galen´schen Schrift *De symptomatum causis* (Über die Ursachen der Symptome) übernommen.

[69] Maimonides´ Treatise on Hemorrhoids, in: Fred Rosner (Hrsg.): Maimonides Medical Writings, Vol. 1, Haifa 1988 (2nd printing), Chapter 2, S. 131-136, hier S. 131, Fußnote 31.

[70] Henry A. Sigerist: Anfänge der Medizin, Zürich 1963, S. 738.

[71] Vgl. Heinrich Matthys und W. Seeger: Klinische Pathologie, Springer Verlag, 4. Aufl., Heidelberg 2008.

Aristoteles. Nicht nur nach Maimonides, sondern auch nach Auffassung der meisten arabischen Ärzte des Mittelalters „hing die physische Gesundheit ab vom einwandfreien Gleichgewicht“ der vier Qualitäten heiß, kalt, trocken und feucht und „von der ausgeglichenen Mischung“ der oben genannten vier Körpersäfte.[72] Diese vier Säfte äußerten sich auch in den vier Grundtemperamenten des Sanguinikers (Blut), Phlegmatikers (weiße Galle), Melancholikers (schwarze Galle) und des Cholerikers (gelbe Galle).[73] Das Ungleichgewicht der Körpersäfte kann sich bei Maimonides in zwei unterschiedliche Richtungen hin bewegen und somit grundsätzlich zweierlei Ursachen haben: Entweder ist der Patient überfüllt mit bestimmten **Körpersäften** oder es werden in seinem Körper „bad liquids“, also **schädliche Körpersäfte** erzeugt.

Bei Ursache Nr. 1 sollte der chronisch Kranke „das eindämmen, was zum unteren Körper herabsteigt”[74], bei Ursache Nr. 2 „sollte er von jenen Dingen Abstand nehmen, welche zu deren Entstehung [der Ursachen zu Nr. 1] führten“.[75] Aus meiner modernen Sicht erscheint mir der Fall 2 besonders beachtenswert, da der Patient die chronische Krankheit nicht wehrlos über sich ergehen lassen muss, sondern dass er etwas dagegen tun kann. Er kann durch seine Lebensweise, sein Verhalten und seine Lebensführung[76] verhindern, dass solche „bösen Säfte“ überhaupt entstehen. An einer anderen Stelle seines Werkes verdeutlicht Maimonides, dass es vor allem zwei Säulen der Eigentherapie sind, welche der Entstehung solcher bösen Säfte vorbeugen, nämlich körperliche Übungen und, wie unten breit dargestellt, die passende Ernährung[77], z.B.

---

[72] Zu den Mischungen der Körpersäfte hat bereits der muslimisch-usbekische Arzt Avicenna in seinem Lehrgedicht über die Heilkunde Stellung genommen. Vgl. Elmar zur Bonsen und Cornelia Glees (Hrsg.): Geheimwissen des Mittelalters, Augsburg 2000, S. 229-251, hier S. 232-234 (2. Die Mischungen).

[73] Vgl. dazu die *Introduction* von Uriel S. Barzel zu Maimonides′ *The Art of Cure. Extracts from Galen*, Vol. 5 (1992), a.a.O. S. 24f.

[74] Englische Übersetzung: “diminish that which descends to the lower body“.

[75] Maimonides′ Medical Aphorism, Vol. 3, a.a.O., S. 49, Nr. 74. Englische Übersetzung: “he should abstain from those things which gave rise to them.”

[76] Dazu Heinrich Schipperges: Lebensweisheit und Lebensordnung bei Maimonides, in: Die Heilkunst 91, S. 403-409 und Heinrich Schipperges: Krankeit und Gesundheit bei Maimonides, a.a.O., die Kapitel “Eine Theorie der Lebensordnung“ S. 67f, „Die Praxis der Lebensführung“ S. 69-86 und „Zur Ordnung des Alltags“ S. 86-89.

[77] Maimonides′ Medical Aphorisms, Vol. 3, a.a.O., Eighteenth Treatise (contains aphorisms pertaining to physical exercise), S. 281-284 und Twentieth Treatise (con-

Hühnersuppe von einem alten Huhn. Auch einem Klimawechsel seines Auftraggebers in ein wärmeres Land steht Maimonides durchaus positiv gegenüber, der damit verbundene Ortswechsel spielt aber keine primäre Rolle im Asthmaheilungsprozess.[78]

Vorbeugung ist nach Maimonides auch im Falle von chronischen Krankheiten die beste Methode. Doch ist er sich bewusst, dass die meisten Menschen sich nicht daran halten und somit sich nicht selten ihre Erkrankung selbst zuzuschreiben haben. Maimonides lässt jedoch keinen Zweifel daran, dass es vor allem bei den chronischen Krankheiten wie z.B. dem Asthma eine (genetische) Disposition für bestimmte Krankheiten gibt. Doch selbst chronisch Kranke sind einer Krankheit wie dem Asthma nicht hilflos ausgeliefert. Es gibt sogar Hoffnung für chronisch Kranke, deren Organismus geschwächt ist entweder wegen kompletter Entleerung oder auf Grund einer schlechten Körperflüssigkeit (bad liquid). Ein solcher Patient braucht feuchte leicht verdauliche Kost mit einem angenehmen Aroma. Katzen haben – anders als Tauben, die man zur Vorbeugung gegen neurologische Krankheiten sogar im Hause halten sollte - ein schlechtes Aroma, darum soll man auch kein Katzenfell tragen.[79] Maimonides deutet hier die allergische Ursache von Asthma an.

Maimonides bringt immer wieder in seinem medizinischen Gesamtwerk zum Ausdruck, dass es neben den chronischen veranlagten auch Krankheiten gibt, welche auf eine verseuchte Umwelt oder auf Seuchen wie Pest zurückzuführen sind. Er gehört nicht zu den Ärzten, wie es sie leider in unserem extrem verwalteten deutschen Gesundheitssystem allzu häufig gibt, die ohne langes Nachdenken sofort den Rezeptblock zücken. Wie für jeden guten Arzt ist es auch für Maimonides unverzichtbar, bei der Behandlung eines Patienten „ganz klare Regeln" zu beachten, die wohl auch für chronische Krankheiten wie das Asthma gelten. Der gewissenhafte Arzt sollte in diesem Sinne also versuchen,

---

tains aphorisms pertaining to foods and beverages and their consumption), Vol. 3, ebd. S. 293-312, vor allem S. 307f.

[78] In der Abhandlung *The Causes of Symptoms* empfiehlt Maimonides für seinen Meister und Auftraggeber die Durchführung täglicher körperlicher Übungen (physical exercise), siehe „Treatise on the Causes of Symptoms" in: Moses Maimonides′ Three Treatises, Vol. 4, a.a.O., S. 136, Nr. 12.

[79] Treatise on the Regimen of Health (Vol. 4), a.a.O., Kap. 16, S. 87.

„die Krankheit zunächst durch die Diät unter Kontrolle“ zu halten und auf die Anwendung von Medikamenten verzichten. Wenn eine spezielle Diät nicht zum Erfolg führt, „nehme man zunächst Heilmittel, die als medikamentöse Nahrungsmittel bekannt sind, ehe man also zu wirklichen Medikamenten greift.“[80] Auch für die Anwendung von Medikamenten gilt die allgemeine (nicht nur das Asthma betreffende) Regel: „Beim Medikamentieren nehme man zuerst ganz leichte und einfache Heilmittel, dann erst stärkere und gemischte, womöglich nie zu starke oder zu viele Heilmittel.“[81]

Die richtige Ernährung, die in erster Linie auf den Körper und die Verdauung wirkt, reicht bei Maimonides bei der Asthmatherapie nicht immer aus, es kommt mit einem guten Geruch (und zu ergänzen, einer ästhetisch ansprechenden Präsentation der Nahrung) eine ästhetische auch auf die drei „spirits“ (pneumata) wirkende Kompononte dazu. Mit dieser Kombination von Nahrung, Aromatherapie [82] und dem (oben geschilderten) oft nicht mehr vermeidbaren Einsatz von Medikamenten stabilisiert sich nicht nur der Körper, sondern Körper und Seele kommen auch bei der Asthmatherapie durch die Stärkung der natürlichen Wärme wieder ins Gleichgewicht.[83]

Nach der Beschreibung des Auftraggebers des Asthmabuches liegt die Ursache für das Asthma seines hochgestellten Auftraggebers in einem Ausfluss (von überflüssigem Schleim), welcher zu bestimmten Zeiten (Jahreszeiten), aber meistens im Winter, vom Gehirn herunterkomme. Die folgende Beschreibung gibt die besonderen Krankheitsphänomene

---

[80] Heinrich Schipperges: Krankheit und Gesundheit bei Maimonides, a.a.O., S. 66.

[81] Heinrich Schipperges: Krankheit und Gesundheit bei Maimonides, ebd., S. 66. Schipperges nimmt hier Bezug auf das Asthmabuch, Chapter 13, Nr. 45 (Gerrit Bos, S. 107 und Fred Rosner, Vol. 6, S. 130).

[82] Zur Bedeutung der modernen Aromatherapie vgl. Michael Kraus: Einführung in die Aromatherapie, Pfalzpaint 1989. Die Schnittstelle zwischen Ernährung und Aromata stellt die Aromatisierung von Speisen und Getränken (S. 26-32) dar.

[83] Moses´ Medical Aphorisms,Vol. 3 (Rosner), a.a.O., Third Treatise (contains aphorisms pertaining to basic methods and general principles in medicine), S. 34-60, hier Nr. 75, S. 49 und Medical Aphorisms (G. Bos), Third Treatise, Nr. 75, S. 52. Maimonides nimmt hier ausdrücklich Bezug auf Hippokrates´ *De alimento commentarius*.

seines Patienten wider. Ich zitiere: „[Und ich weiß] dass die Orthopnea[84] und die Atemnot tagelang die Nacht hindurch nicht aufhören, je nach Länge oder Kürze des Anfalls, bis der Ausfluss zurückgeht und bis diese [Flüssigkeit], welche die Lungen erreicht hat, gekocht (verdaut) ist, so dass die letzteren (die Lungen) rein geworden sind."[85] Maimonides berichtet noch über weitere Maßnahmen, welche der Patient – wohl auf Anregung seines Arztes – ergreift: ein bis zweimal im Jahr eine Spülung, mit welcher der Schleim gelöst und Gehirn und Lungen gereinigt werden sollen. Im Falle eines Asthmaanfalles nimmt der Patient auch mit Erfolg ein Abführmittel. In der häufigen Empfehlung von Abführmitteln – nicht nur bei Asthma – steht Maimonides in einer festen altägyptischen Tradition. Auf diese weist auch der griechische Historiker Herodot (II 77) hin.[86]

Maimonides´ Asthma-Patient ist mittleren Alters, sein Körper befindet sich zwischen Magerkeit und „Schwerheit" (heaviness). Sein Temperament entspricht in etwa dem Gleichgewichtstyp (balanced type) und steht in engem Zusammenhang mit dem Gleichgewicht und der Verteilung der vier Flüssigkeiten im Körper.[87] Das Temperament seines Gehirns ist jedoch heißer, als es sein sollte. Maimonides erklärt diese Hitze des Gehirns damit, dass der Patient die Gerüche bzw. Düfte heißer Substanzen nicht aushalten könne und dass er sein Haar als sehr schwer lastend für sich empfindet. Häufiges Rasieren empfindet er als Erleichterung. Den Kopf mit einem langen Turban zu bedecken, empfindet der Patient als sehr ungemütlich. Alle die hier beschriebenen Symptome seien die Folge einer exzessiven Hitze des Gehirns.[88]

Und nun weist Maimonides auf ein besonderes Phänomen des Patienten hin, das sicher kein allgemeines Kriterium eines Asthmakranken war und ist. Der Patient, der sich öfters in Alexandria aufhält, kann die relativ feuchte Luft dieser Stadt nicht verkraften. Er flieht immer dann nach

---

[84] Bei der Orthopnea handelt es sich nach Maimonides um eine Atembeschwerde, die durch das horizontale Liegen (lying flat) entsteht oder erschwert wird. Offensichtlich verweist M. hier bei der Orthopnea auf einen asthmatischen Anfall.

[85] Author´s Introduction von "*On Asthma*" (G. Bos), a.a.O., S. 2.

[86] Renate Germer: Die Heilpflanzen der Ägypter, a.a.O., Kap. „Abführmittel – alle Krankheiten werden aus dem Körper getrieben", S. 29-34.

[87] Vgl. Henry A. Sigerist: Anfänge der Medizin, Zürich 1963, S. 738f.

[88] Author´s Introduction von „*On Asthma*" (G. Bos), a.a.O., S. 3.

Kairo, wenn er mit einem Asthmaanfall rechnen muss, denn „die Luft von Cairo ist leichter und ruhiger“ und somit für den Patienten leichter zu ertragen. Die Website von Wikipedia beschreibt das Klima von Alexandria und dem Nildelta mit seiner hohen Luftfeuchtigkeit:

„Die Luftfeuchtigkeit liegt bei 60 bis 70 Prozent. Vom Mittelmeer her kommend, wehen zumeist nördliche, gemäßigte, manchmal aber auch sehr heftige Winde. Im Frühjahr kann auch ein heißer, trockener Wüstenwind wehen, der Chamsin, der aus dem Süden dichte, gelbe Wolken aus Sand und Staub mitbringt.“[89]

Obwohl Maimonides zugibt, dass er aus der Krankheit seines noblen Patienten nur partielle (nicht verallgemeinernde) Regeln ableiten kann, gibt er diesem zu verstehen, dass es trotzdem unverzichtbar ist, die Asthmaabhandlung systematisch anzugehen und in übersichtliche Kapitel, 13 an der Zahl, einzuteilen. Dabei stütze er sich – aber nicht sklavisch – auf bewährte Lehren der Antike, so vor allem auf Galen(us). Maimonides geht es nicht um wissenschaftliche Brillanz, sondern pragmatisch darum, seinem Patienten und auch anderen vom Asthma Betroffenen zu helfen.

Da man aber in der Medizin nicht auf eine gewisse Ursachenanalyse verzichten kann, unterscheidet Maimonides interne Faktoren, „that influence the humoral balance in the body“, aber auch externe Faktoren: Luftverhältnisse der Umgebung, Essen und Trinken, Bewegung und Ruhe, Gefühle, Schlaf und Wachen sowie Ausscheidung und Nichtausscheidung, Auch das Sexualverhalten „which affects the body only occasionally“ (S. XXII) klammert Maimonides nicht aus. Er steht dem Sexualverkehr, und zwar nicht nur aus medizinischer Sicht, durchaus positiv gegenüber. Maimonides, der Sepharde, war bei aller Religiosität dem Leben und auch der Sexualität weitaus mehr zugewandt als die aschkenasischen Chassidim, die sog. „Frommen“. Ein wahrer Chassid zeigt bei allen Gelegenheiten seine Frömmigkeit und „hält sich sogar von harmlosen Geselligkeiten fern.“ Besonders streng sind deren Verbote im Bereich der Sexualität: „Wer seine Triebe beherrscht und nicht auf

---

[89] http://de.wikipedia.org/wiki/Alexandria.

Frauen schaut", sich mit Tora beschäftigt und gute Taten leistet, erhält Vorrang „selbst vor den Engeln".[90]

Asthma ist selbst für den Fall, dass sexuelle Betätigung eine positive Wirkung hat, heutzutage schwierig zu behandeln, nach Maimonides am besten mit einer allgemeinen Gesundheitskur in Kombination mit einer nicht nur den Körper, sondern auch die Seele einbeziehenden Hygiene.[91] Auf Fragen der Hygiene, allerdings nicht speziell auf Asthma bezogen, geht Maimonides in besonderem Maße im zweiten Kapitel seiner Abhandlung „Regimen of Health" ein.[92] Man hat den Eindruck, dass Maimonides auf Fragen der körperlichen und geistigen Hygiene mehr Wert gelegt hat als die meisten deutschen Krankenhäuser, bei denen Fachkräfte und Fachärzte für Hygiene Mangelware sind und „bis zu 500 000 überflüssige Infektionen" im Jahr vermeidbar wären. Vermutlich scheitern Gegenmaßnahmen wieder einmal an der mangelnden Finanzierbarkeit.[93] Im Juli 2010 musste die Münchner Gesundheitsaufsicht bei zwei Münchner Großkliniken auf Notfallbetrieb schalten, weil man dort schwerwiegende hygienische Mängel entdeckt hatte. Moderne Gesundheitstechnologie bedeutet also leider nicht immer, dass sie auch in vollem Umfang den behandelten Patienten zugute kommt. Es gibt also nicht nur Krankheiten bei den Patienten, sondern auch kranke Krankenhäuser.

In seinem psychosomatischen Konzept[94] des gesunden Geistes im gesunden Körper, das er vor allem im 3. Kapitel seines Werkes *Regimen Sanitatis* (Regimen of Health) erörtert und beschreibt, macht Maimonides deutlich, dass „das körperliche Wohlergehen einer Person von sei-

---

[90] Abraham Elquyam: Jehudah ben Shmuel he-Chasid, in: Metzler Lexikon Jüdischer Philosophen, hrsg. von Andreas R. Kilcher / Otfried Fraisse, Stuttgart 2003, S. 46 ff, hier S. 47.

[91] Vgl. M. Ratner: Maimonides als hygienischer Schriftssteller, in: Hygienische Rundschau 25, S. 669-674.

[92] L. J. Bragman: Maimonides on "Physical Hygiene", in: Ann. Med. Hist. 7, S. 140-143 und L. Gershenfeld: The Medical Works of Maimonides and his Treatise on personal hygiene and dietetics, in: Americ. Journ. Pharm 107, S. 14-28.

[93] Infektion im Krankenhaus, in: Donaukurier Nr. 88, 17./18.04.2010, S. 4.

[94] Zum Konzept der Psychosomatik vgl. Karlheinz Engelhardt: Die 'Heidelberger Schule' - Über Anfänge der deutschen Psychosomatik, in: Deutsche Medizinische Wochenschrift, 136. Jahrg., Heft 51/52 (Weihnachtsheft), 23.12.2011, S. 2692-2695.

nem geistigen Wohlergehen und umgekehrt abhängig ist.“[95] In diesem Werk, welches er in Erwiderung eines Briefes von Al-Malik Al Afdal (1066-1121), des ältesten Sohnes von Sultan Saladin, verfasst hatte, legt er großen Wert auf die präventive Medizin und die mentale Hygiene „as factors of fundamental importance in the maintenance of health.“[96] In diesem Werk, das wie kaum ein anderes die Erkenntnisse der Mishnah und Torah einbezieht, wird deutlich, dass ihm allgemeine Gesundheitsmaßnahmen, welche der Erhaltung und Sicherung der Gesundheit dienen, mehr am Herzen liegen als alle Gelehrsamkeit und Macht der Medizin. Gesundheit lässt sich aber nur dann erhalten, wenn sowohl der Körper als auch die Seele trainiert wird. Nicht die zu behebende Krankheit, sondern die zu bewahrende Gesundheit des Körpers und der Seele ist das wahre Anliegen des großen mittelalterlichen Arztes.[97] Von diesem – nicht profitorientierten - Ideal von Maimonides waren jedoch die meisten Ärzte seiner (und unserer) Zeit wohl weit entfernt.
Auch was die Behandlung und Heilung des Asthmas betraf, hielt Maimonides die meisten Ärzte seiner Zeit für „inkompetent und gefährlich“. Seine Asthma-Behandlungstherapie beruhte – wie auch bei der Behandlung vieler anderer chronischer Krankheiten - auf der Kombination mehrerer Methoden: Spezielle Diät, Bewegungstherapie, Aderlass[98] und sogar Verwendung von Drogen.

Der Prophet Mohammed hielt im Wesentlichen neben dem Gebet die folgenden Methoden für besonders gesundheitsförderlich, nämlich Honigtrunk, Aderlass bzw. Schröpfkur und Kanteriesieren, doch „letzteres hatte er den Gläubigen verboten.“ Gegen alle Leiden, nur nicht gegen den Tod, soll der Schwarzkümmel, das „schwarze Korn“ helfen. Ein weiteres vom Propheten empfohlenes das Herz stärkende und Kummer

---

[95] Foreword von Fred Rosner zu *The Art of Cure. Extracts of Galen*, Maimondes′ Medical Writings, Vol. 5, a.a.O., S. 12. In Englisch: “He indicates that the physical well-being of a person is dependent on his mental well-being and vice versa.”

[96] Appreciation of Maimonides′ Regimen of Health zu Maimonides′ Treatise on the Regimen of Health, a.a.O., S. 11-18, hier S. 11f. Vgl. auch Foreword von Fred Rosner zu *The Art of Cure*, ebd., S. 12.

[97] Appreciation of Maimonides′ Regimen of Health zu Maimonides′ Treatise on the Regimen of Health, ebd, S. 12.

[98] Treatise on the Regimen of Health, ebd. S. 93, Anm. 103. Vgl. auch Kap. 12 von Moses Maimonides′ Medical Aphorisms und Kap. 4,18 von *Hilchot Deot* in seiner *Mishneh Torah.*

vertreibendes Heilmittel war die *talbína*, eine Suppe aus Milch, Mehl (oder Kleie) und Honig. Er schätzte auch das „indische Holz“ (Rosenholz?) als Arznei der sieben Krankheiten. Der Prophet trat als Heiler auf und heilte Menschen mit Handauflegen und Gebet, er glaubte auch an Heilzauber. Für ihn war der Arzt nur ein Instrument Gottes, Heilung war nur möglich durch göttliche Fügung.[99] Auch der rationale Maimonides bezieht Gottes Wirken in sein Gesundheits- und Heilungsssystem, auch in der Asthmatherapie, mit ein. Er hält sich allerdings, eingedenk der antimagischen Vorschriften des Alten Testamentes von magischen Praktiken weitestgehend zurück. Diese Zurückhaltung der Magie gegenüber schließt aber nicht aus, dass Maimonides ein durchaus positives Verhältnis zur jüdischen Mystik[100] besaß.

Seine Verbundenheit mit dem mosaischen Glauben hält ihn aber auch in seiner Einstellung zum Asthma nicht davon ab, die Grundsätze der antiken Medizin, vor allem von Hippokrates und Galen, in sein Therapiesystem einzubauen. Nicht zuletzt die antike Lehre von den Körpersäften prägt sein medizinisches Denken und wird nicht nur im Asthmawerk sichtbar. In diesem Sinne erklärt Maimonides die Entstehung des Asthma „caused by sticky and thick humors streaming from a weakened brain into the lungs and settling there“.[101] Er zieht daraus den Schluss, dass “a variety of remedies is recommended for strengthening the brain”. Verschiedene Abkochungen (Absude), Abführmittel, Klistiere (Einläufe) und Brechmittel braucht man für das Absaugen der groben Überflüsse. In der 8. Abhandlung der Aphorismen des Maimonides entdeckte ich allerdings einen Fall, in welchem für zahlreiche chronische Krankheiten wie z.B. Bronchialasthma und Petit-mal-Epilepsie, eine strenge Diät (Nahrung mit dünnen Keimen) zur Heilung vollkommen ausreichte.[102] Maimonides war in der Lage, auch was chronische Krankheiten betraf, differenzierend und frei von Ideologie zu denken und zu handeln.

---

[99] Felix Klein-Franke: Vorlesungen über die Medizin im Islam, in: Sudhoffs Archiv, Beiheft 23, Wiesbaden 1982, S. 1-161, hier S. 24-26.

[100] A. Altmann: Das Verhältnis Maimunis zur jüdischen Mystik, in: Monatsschrift Gesch. und Wiss. des Judentums 80, Breslau 1936.

[101] Complete Medical Works of Maimonides, Bd. 1, Preface to this Volume, S. XXII.

[102] Maimonides´ Medical Aphorisms, Vol. 3 (Rosner), a.a.O., Eight Treatise S. 126-145, hier Nr. 19 und 20, S. 130 und Medical Aphorisms, Treatises 6-10, Eight Treatise, Nr. 19 und 20, S. 46.

Die 13 Kapitel des Asthmawerkes – die Systematisierung einer Krankheit

Im Folgenden sollen zuerst einmal die 13 Kapitel, in welchen Maimonides das Asthma, seine Ursachen, Symptome und die angewendeten Heilverfahren präsentiert, wie in einem Inhaltsverzeichnis im Überblick vorgestellt werden. Die beiden neueren Herausgeber des Asthmawerkes, Fred Rosner (Vol. 5 der Medical Writings, Haifa 1992) und Gerrit Bos (Vol. I der Complete Medical Works, Provo 2002) verwenden für die 13 Asthmakapitel Kapitelüberschriften, die meist nur wenig im Wortlaut voneinander abweichen. Fred Rosner bietet fast immer die kürzeren Titelüberschriften. Bei einigen Überschriften habe ich mich für die kürzeren und anschaulicheren von Fred Rosner entschieden, in der Regel aber Formulierungen von Gerrit Bos berücksichtigt. Die englischen Titelüberschriften von Fred Rosner und Gerrit Bos gebe ich jeweils in den dazugehörigen Fußnoten wieder:

Kapitel 1: Die beste Asthmabehandlung im Allgemeinen (Kapitel 1)[103]

Kapitel 2: Diätmaßnahmen und -regeln, die man befolgen oder vermeiden sollte (Kapitel 2)[104]

Kapitel 3: Allgemein zugängliche Nahrungsmittel, die man vermeiden oder konsumieren sollte (Kapitel 3)[105]

Kapitel 4: Die Zusammensetzung nützlicher Gerichte bei Asthmaerkrankung (Kapitel 4)[106]

Kapitel 5: Die zu konsumierende Nahrungs**menge** (Kapitel 5)[107]

---

[103] Fred Rosner: Best Regimen of Health in General (S. 47-49), Gerrit Bos: On the best regimen in general (S. 5-7).

[104] Fred Rosner: Dietary Measures to Follow or Avoid, ebd. S. 49-52, Gerrit Bos: On the provision of rules concerning the foods to be eaten or avoided in relation to this disease (S. 8-10).

[105] Fred Rosner: Common Foods to Avoid or to Consume (S. 52-57), Gerrit Bos: On the [different] kinds of food which should be avoided or consumed, [selected] from those foods that are [readily available and] common [among us] (S. 11-18).

[106] Fred Rosner: Preparation of Beneficial Foods (S. 58-61), Gerrit Bos: On the composition of [different] dishes which are beneficial in this disease (S. 19-23).

[107] Fred Rosner: Quantity of Food to be Consumed (S. 62-66), Gerrit Bos: On the quantity of food (S. 24-28).

Kapitel 6: Zeiten für die Nahrungsaufnahme (Kapitel 6)[108]

Kapitel 7: Die Getränke (Kapitel 7)[109]

Kapitel 8: Umwelt, Gymnastik und „Bewegungen der Seele"[110]

Kapitel 9: Therapien für Retention und Entleerung - Stuhlgangprobleme[111]

Kapitel 10: Schlafen, Wachen, Baden, Massage und Geschlechtsverkehr[112]

Kapitel 11: Therapeutische Regeln zur Asthmabehandlung[113]

Kapitel 12: Die Zusammensetzung verschiedener Medikationen (Medikamente-Mix)[114]

Kapitel 13: Medizinische Grundregeln, die vor allem der Erhaltung der Gesundheit dienen[115]

Im nächsten Kapitel, in welchem die richtige Ernährung abgehandelt wird, beschränken wir uns weitgehend – wenn man von der wichtigen

---

108 Fred Rosner: Times for Eating Meals (S. 66-68), Gerrit Bos: On the times [of day] for the consumption of food (S. 29-31).

109 Fred Rosner: Beverages (S. 69-73), Gerrit Bos: On Beverages (S. 32-36).

110 Fred Rosner: Conduct Concerning the Air (Atmosphere) and Emotions (S. 73-75), Gerrit Bos: On the [proper] regimen in connection with the air and movements of the soul (S. 37-39). Fred Rosner hat Volume 6 der Haifa-Edition König Hassan II. von Marokko, Patron der Internationalen Maimonides-Konferenz, welche 1994 in Fez, der Stadt des Maimonides abgehalten wurde, gewidmet.

111 Fred Rosner: Regimens for Retention and Evacuation (S. 75-84), Gerrit Bos: On the [proper] regimen for retention and evacuation (S. 40-50).

112 Fred Rosner: Sleep, Washing, Massaging and Cohabitation (S. 84-90), Gerrit Bos: On the [proper] regimen regarding sleep and waking, bathing, massage, and sexual intercourse (S. 51-58).

113 Fred Rosner: Therapeutic Measures for Asthma (S. 90-95), Gerrit Bos: On the provision of rules for the treatment of this disease (S. 59-64).

114 Fred Rosner: Compounding of Various Medications (S. 95-107), Gerrit Bos: On the composition of drugs necessary for every different kind of this disease, according to the scope of this treatise (S. 65-79).

115 Fred Rosner: Axioms Relating to the Preservation of Health (S. 107-134), Gerrit Bos: On the provision of rules, few in number but of great help for people in general, concerning the regimen of health and the healing of diseases; in hortatory form (S. 80-111).

Hinführung in Kap. 1 einmal absieht - auf die Aspekte, die im weitesten Sinne mit der richtigen Ernährung zu tun haben.[116]

Die richtige Ernährung für Asthmatiker nach Maimonides

Maimonides kommt auch in den Kapiteln des Asthmawerkes, die nicht direkt auf das Nahrungswesen bezogen sind, immer wieder auf die richtige und optimale Ernährung zu sprechen. Obwohl die Ernährung auch bei den zeitgenössischen arabischen und jüdischen Ärzten[117] des Mittelalters alles andere als eine Randerscheinung ist, so spricht nach Klein-Franke vieles dafür, dass die arabische Ernährungslehre auf eine vorislamische Tradtion zuückgeht. Diese vorislamisch-islamische Ernährungslehre „bestand hauptsächlich aus diätetischen Vorschriften, Anweisungen zu einer rechten Ernährung und Lebensweise, wogegen die wenigen operativen Eingriffe nur im Aderlaß, Schröpfen und Kanterisieren bestanden."[118]

Wie nur wenige Ärzte des Mittelalters geht Maimonides die Ernährungsfrage in immerhin sieben Kapiteln seines Asthmawerkes recht systematisch an. In den ersten beiden Kapiteln des Asthmawerkes stellt er die Ernährung in einen weiten Zusammenhang mit anderen Faktoren. Seiner Zeit weit voraus, kombiniert er die optimale Ernährung für den Asthmatiker mit sechs anderen gleichwertigen Faktoren, welche bereits in Kapitel 1 ausführlich angesprochen werden. In Kapitel 2 kommt er nicht weniger systematisch auf konkrete Regeln der Ernährung zu sprechen. Die in Kapitel 11 aufgestellten Regeln gehen über reine Ernährungsregeln hinaus und sind spezielle Regeln für die Asthmabehandlung. Im Schlusskapitel 13 macht Maimonides deutlich, dass der Arzt keine Krankheit, auch Asthma nicht, isoliert von den allgemeinen Regeln der

---

[116] Viele der von Maimonides beschriebenen Gesundheitskriterien bzw. –elemente finden sich auch bei dem großen Naturheilkundler Sebastian Kneipp, nämlich Ernährung, Kräuter (Pflanzen), Umwelt (Luft, Wasser), Bewegung und Lebensordnung.
[117] Israel Friedländer: Der Sprachgebrauch des Maimonides, I. Lexikalischer Teil, Frankfurt am Main 1902, Einleitung, S. XXI verweist auf den „äusserst thätigen Anteil, den die Juden am Kulturleben der Araber nahmen". Dieses kulturelle Engagement gilt auch für den Bereich der Medizin, in welchem nicht nur arabische, sondern auch jüdische Ärzte als Leibärzte der muslimischen und christlichen Herrscher an den muslimischen und christlichen Höfen wirkten.
[118] Felix Klein-Franke: Vorlesungen über die Medizin im Islam, a.a.O., S. 3.

Gesundheit behandeln darf. Erstaunlicher Weise wird somit gerade aus dem Asthmawerk deutlich, dass man Krankheiten wie Asthma weder partiell betrachten noch isoliert vom gesamten Gesundheitssystem[119] des betroffenen Patienten betrachten sollte. Um dem Vorgehen von Maimonides gerecht zu werden, halte ich mich im Folgenden pragmatisch in der für die Asthmabehandlung so entscheidenden Ernährungslehre an die genaue Reihenfolge der die Ernährung betreffenden Kapitel.

Die beste Asthmabehandlung im Allgemeinen (Kapitel 1)

Die Mediziner des Mittelalters stellten insgesamt sieben Kategorien für die Behandlung von kranken und gesunden Patienten auf, davon sind sechs auch für die Asthmabehandlung essentiell:

- Umgebende Luft
- Essen und Trinken
- Körperliche Übung [Training] Ruhe, letztere das Gegenteil der ersteren
- Bewegungen der Seele, „movements of the soul“
- Schlafen und Wachen
- Ausscheidung und Retention
- Sog. gelegentlicher Faktor („occasional category“): davon wird die Luft im Badhaus und die Massage ausgenommen.

Der Sexualverkehr stellt für die Ärzte der Antike keine eigene Kategorie dar, gehört nach Maimonides zur „occasional category“. Die antiken Ärzte Hippokrates und Galen haben Sex aber aus gesundheitlicher Perspektive für wichtig erachtet. Manchmal sei es notwendig, meint der sonst sehr fromme und sittenstrenge Maimonides, „das Sperma umherzustreuen bzw. zu vergeuden“ [und zwar durch den Sexualverkehr], „doch nicht weil es notwendig ist, sondern zum reinen Vergnügen“. Der oberste Dienstherr von Maimonides war ab 1185 Al-Afdāl Nūr-ad-Dīn, der ägyptische Wezir des Sultans Saladin, Maimonides diente ihm als Leibarzt.[120] Der Wezir hatte, wie es sich für einen hohen Herrn damals im arabisch-muslimischen Kulturraum gehörte, einen großen Harem und

[119] Wilhelm Kaltenstadler: Gesundheit, Hygiene und Krankheit bei Maimonides, in: Beiträge zur Kulturgeschichte des Judentums, Vol. II, 2010, S. 86-141.
[120] Heinrich Schipperges: Krankheit und Gesundheit bei Maimonides, a.a.O., S. 9.

suchte den Rat seines Leibarztes gewiss auch in gynäkologischen Fragen und bei Potenzproblemen.[121] Mit solchen Problemen sah sich auch der Neffe von Saladin, der Sultan al Muzaffar Umar Ibn Nur Ad-Din konfrontiert, als Ende des 12. Jahrhunderts sehr viele junge Mädchen in seinen Harem aufgenommen wurden.[122] Er bat bei diesem Anlass Maimonides, „ihm bei der Steigerung seines sexuellen Potentials behilflich zu sein."[123]

Maimonides musste als Leibarzt wohl auch für andere muslimische Herrscher gynäkologisch aktiv werden. Die Gynäkologie des Maimonides muss somit eine ganz andere sein als diejenige der vor Maimonides im Rheinland lebenden heiligen Hildegard von Bingen.[124]

Diätmaßnahmen und -regeln, die man befolgen oder vermeiden sollte (Kapitel 2)

Jede Art von Nahrung, welche dicke oder klebrige Körpersäfte erzeugt, sollte vermieden werden, „auch wenn diese sehr nahrhaft und gut ist." Maimonides empfiehlt für Asthma eine Ernährung, die mäßig und weniger auf Quantität ausgerichtet ist. Die **Schwäche der Gehirns** nehme zu durch heiße Dinge, Hitze ist also – nach Galen - die Ursache seiner Schwäche. Organe werden schwach, wenn sie aus dem **Gleichgewicht** geraten:

„Überdies zieht jedes Organ, wenn es heiß wird, Überflüsse an. Und wenn das Gehirn mit Überflüssen angefüllt wird, dann strömen sie in

---

[121] S. Muntner: Rabbenu Moshe Ben Maimon. Ma'amar Al Chizuk Ko'ach Hagavra (On the Increase of Sexual Vigor), translated by Rabbi Zerachiah Ben Shealtiel Chen, Jerusalem 1965, S. 33-66 und Werner Steinberg und Suessmann Muntner: Maimondes' Views on Gynecology and Obstetrics, in: American Journal of Obstetrics and Gynecology 91, Nr. 3, (Febr. 1965) S. 443-448.

[122] Wie wichtig das Thema 'Sex' für den Leibarzt Maimonides war, sieht man auch daran, dass er einige Abhandlungen zur Gynäkologie und speziell zur cohabitatio in arabischer Sprache veröffentlichte: Maimonides' Medical Aphorisms, Haifa 1989, Vol. 3 (Rosner), Sixteenth Treatise „Gynecology", S. 262-270; Maimonides' Treatise on Cohabitation, in: Moses Maimonides' Treatises on Poisons – Hemorrhoids – Cohabitation, a.a.O., Vol. 1, Second Printing, Haifa 1988, S. 156-182 und Maimonides: *On Asthma* (Gerrit Bos), Vol. 1, a.a.O., Chapter 10, S. 51-58.

[123] Maimonides' *The Art of Cure*. Vol. 6 (Haifa 1992), a.a.O., S. 9.

[124] Vgl. Heidelore Kluge: Hildegard von Bingen – Frauenheilkunde, Rastatt o.J. Eine brauchbare Skizze zu Leben und Werk Hildegards findet sich bei Elmar zur Bonsen-Cornelia Glees (Hrsg.): Geheimwissen des Mittelalters, Augsburg 2000, S. S. 252-275.

großer Menge – wie es in dieser Krankheit üblich ist – zu den Lungen und füllen die Bronchien, welche sich von der Luftröhre trennen. Folglich sind die Lungen gesättigt und durchnässt mit jenen Überflüssen."[125]

Man sollte also (vor allem bei Asthma) schwer verdauliche Nahrungsmittel meiden. Wenn Nahrungsmittel zu lange im Magen liegen, dann steigen einige der Ausdünstungen, welche aus seinem Absud stammen, zum **Gehirn**, machen es schwer und füllen es, so dass das Gehirn schwach wird.

Allgemein zugängliche Nahrungsmittel, die man vermeiden oder konsumieren sollte (Kapitel 3)

Ganz am Anfang dieses Kapitels sollten die in den Heiligen Schriften der Juden „Verbotenen Speisen", z.B. Schweinefleisch, und die Art und Weise der Nahrungsaufnahme (z.B. Essen mit ungewaschenen Händen) stehen.[126] Doch geht Maimonides auf diese in seinem Asthmabuch mit keinem Wort ein. Denn diese in seinem Werke zu erwähnen oder gar darüber zu sprechen, erübrigte sich vollkommen, wenn man bedenkt, dass diese Verbote jedem Juden bekannt waren. Es genügte also, wenn er sich mit den sog. erlaubten Nahrungsmitteln auseinandersetzte und deren Anwendung für Gesunde und Kranke bei bestimmten Krankheiten diskutierte. An vorderster Stelle der jüdisch-arabisch-moslemischen Ernährung in Antike und Mittelalter standen Mehl und Brot.

Nach Galen ist jede Art von Nahrung, die man aus **Weizenmehl** zubereitet, welches gründlich gesiebt wurde, dick und klebrig. Diese sei zwar nährreich, aber langsam verdaulich. Diese Schwerverdaulichkeit könne man vermeiden, wenn man ein Mehl verwende, das nicht so stark gesiebt ist. Dabei muss der **Sauerteig** im Brot noch erkennbar sein. Das Brot muss gut gesalzen und der Teig gut geknetet sein. Wichtig ist, dass das Brot in einem **Tannur**[127] (einem Ofen, der im Boden fachkundig kreisförmig ausgehöhlt ist) gebacken wird. Ein so gebackenes Brot ist

[125] Englischer Text in Kap. 2 (S. 10) des Asthmabuches bei Gerrit Bos: „Moreover, any organ, when it becomes hot, attracts [superfluities]. And when the brain becomes filled with superfluities, they stream in a large quantity – as is usual in this disease – toward the lungs and fill the bronchial tubes, which part from the trachea. Consequently, the lungs are saturated and soaked [with those superfluities]."

[126] Zur Abhandlung über die „Forbidden Foods" im „Book of Holiness" und zu Levit. 11,43 vgl. Laws of Human Temperaments (Vol. 4), a.a.O., S. 178f.

[127] Tannur kommt auch als palästinensischer Ortsname vor.

noch bekömmlicher als ein solches, welches man aus ganzen Körnern (Vollkorn) zubereitet hat. Fast genau so gut ist Brot, welches man in einem **Furn** (einem normalen Ofen, italienisch *forno*) bäckt. Wichtig dabei ist, dass Brot mit einem nicht so stark gesiebten Mehl gebacken wird, aus einem Getreide, das man weder in Wasser aufgeweicht noch geschält hat.

Maimonides geht bei der Erklärung noch weiter in die Details: Das Mehl ist nur leicht gesiebt, „so dass nicht die ganze Kleie entfernt wird“, das Mehl sollte gut gemahlen sein. So ein Brot ist eine gute leicht verdauliche Nahrung „mit einem moderaten Ernährungseffekt“. Weniger empfehlenswert für Asthmakranke erscheinen Maimonides Gerichte wie **harisa** (eine Art dicker Suppe aus gekochtem Weizen und gekochtem Fleisch) und **harira** (eine Art Suppe aus Mehl und Fett oder Bratensoße). Man sollte auch keine Speisen wie z.B. **wetiqa** machen aus Mehl, das abgekocht wird. Harisa bedeutet im Arabischen „in verschiedene Teile brechen“. Es wird vor allem als Gewürz in der tunesischen Küche verwendet und ist auch Bestandteil des *cùscusu,* den man inzwischen auch in Südeuropa und sogar in Paris gerne konsumiert. Es bezeichnet aber auch ein bestimmtes Chili-Gericht vor allem in Algerien und Libyen.

Man sollte auch keine Nahrung zubereiten aus einem Mehl, welches man mit Öl vermischt oder gebraten hat. Denn eine solche Zubereitung erhöht die Klebrigkeit der Nahrung und macht sie heiß – so z.B. der ägyptische **ka´k**, wo man Mehl mit Öl mischt, und süße Pfannkuchen. Als nicht weniger schlechte Nahrung beschreibt Maimonides **Qatā´if**-Brot, weil dieses ungesäuert und teigig ist. Es handle sich hier um ein Brot von schlechter Qualität. Wenn man es zudem noch mit Zucker bestreut und mit Honig isst, kann das sogar Krankheiten zur Folge haben. Man kann in dieser Stelle einen Beleg dafür sehen, dass Maimonides bereits im 12. Jahrhundert die schädlichen Auswirkungen des übermäßigen Genusses von Zucker und Saccharose[128] auf die menschliche Gesundheit erkannt hatte.

---

[128] Wilhelm Kaltenstadler: Zucker als Lebens- und Heilmittel im arabischen Mittelalter. Aus dem medizinischen Werk des Moses Maimonides, DMW, 135. Jahrg., 2010, S. 2567-2573.

A. de Biberstein Kazimirski[129] beschreibt dieses allzu süße Brot als „Sorte de pâtisserie mince faîte de fleur de farine, d'huile et de miel" (type of flaky pastry made of finely grounded wheat flour, oil, and honey). Ein Rezept dazu findet sich bei **Peter Heine: Kulinarische Studien: Untersuchungen zur Kochkunst im arabisch-islamischen Mittelalter**, Wiesbaden 1988.

Wenn nun **Qatā'if** nun noch zusätzlich mit Zucker bedeckt oder mit Honig gegessen wird, dann „ist das eine ernste Ursache von Krankheiten, die sich bei gesunden Leuten entwickeln – und erst recht bei kranken Menschen. Bei solchen schlechten Brot- und Nahrungsarten, welche Maimonides als „thick food" (also Nahrung, die dicke Körpersäfte erzeugt) deklariert, steigert Öl (wie oben schon erwähnt) noch ihre Klebrigkeit. Wenn man noch Honig oder Zucker hinzufügt, dann füge man der Leber großen Schaden zu, "denn die Leber begünstigt diese Art von Nahrung und ist so empfänglich dafür, dass diese bis zu den Enden der Leber vordringt, bis die Venen durch die klebrigen Säfte blockiert werden."[130] Bei den alten Ägyptern war – anders als bei Maimonides - der Honig noch uneingeschränkt ein „Allheilmittel".[131]

Die **allerschlechteste Brotnahrung** ist die, welche vom ganz feinen Mehl [heute Type 405], bereitet aus dem innersten reinen Korn des Weizens, gemacht wird. Bereits im 12. Jahrhundert hatte Maimonides erkannt, dass ein solches Mehl keine Randschichten mehr enthält und die Kleie fehlt. Nach Galen versperrt so ein „Feinbrot" die **Nahrungswege von der Leber**, erhärtet und vergrößert die **Milz**, vor allem wenn sie (bereits) schwach ist, und verursacht sogar **Nieren- und Gallensteine**.[132]

Bei der Ernährung (von Asthmakranken) sollte man alles, was zu Blähungen führt, vermeiden, z.B. Bohnen, Erbsen, Wicke und Gemüseboh-

[129] Dictionnaire arabe-français 2:773.

[130] In der englischen Ausgabe von G. Bos (Vol. 1, Chapter 3, S. 13, Nr. 1): „because the liver favors this kind of food and is so susceptible to it that it penetrates to the ends of the liver until the veins are obstructed [by sticky humors]".

[131] Renate Germer: Die Heilpflanzen der Ägypter, a.a.O., S. 155.

[132] Galen: De alimentorum facultatibus 1.4 (ed. G. Helmreich, in: Corpus Medicorum Graecorum 5.4.2, Leipzig 1923, S. 233-34), zit. nach Maimonides *On Asthma*, Vol. 1 (G. Bos), a.a.O. S. 5 und 13. Der antiken Medizin sind Nieren- und Gallensteine geläufig.

nen[133], dann auch die, welche dick sind, z.B. Reis und Linsen; und alles, was Ausdünstungen zum Gehirn schickt, z.B. Nüsse; auch das, was extreme Hitze erzeugt, z.B. Knoblauch, Zwiebeln[134] und Lauch. Maimonides′ Warnung vor dem übertriebenen Konsum von Nüssen hat sich in der modernen Medizin als absolut berechtigt herausgestellt. Denn „Nüsse sind einer der häufigsten Auslöser schwerster allergischer Reaktionen.“[135] Nicht zuletzt wegen der starken Korrelation von Asthma und Allergie sind die meisten Nüsse und Ölsaaten, sogar Pistazien, im europäischen Lebensmittelrecht kennzeichnungspflichtig. Auch der von Maimonides bei Asthmatikern immer wieder festgestellte enge Zusammenhang zwischen Asthmaanfällen sowie Magen- und Darmbeschwerden wird durch die medizinische Ernährungslehre von heute voll bestätigt.[136]

Vermeiden sollte ein Asthmatiker nach Maimonides auch alle Arten von dickem Fleisch, z.B. von Rindern, Ziegen und ausgewachsenen Schafen. Dem Konsum von Schaffleisch steht aber Maimonides grundsätzlich positiv gegenüber, vor allem bei Tieren, die etwas mehr als ein Jahr alt sind. Maimonides ist seiner Zeit weit voraus, wenn er dazu rät, den Weideschafen gegenüber den im Stall gehaltenen und gefütterten den Vorzug zu geben. Das Fleisch der weiblichen Tiere ist im Allgemeinen nicht gut und noch weniger Asthmakranken zu empfehlen. Es sei sehr schwer zu verdauen! Innereien und Bauchfleisch (Fleisch vom *abdomen*) lehnt Maimonides ohnehin ab. Besonders empfiehlt Maimonides folgende Teile des jungen männlichen Schafes: Knochenfleisch, Schulter, Brust und die Rippen um das Herz herum.

Auch Käse ist für Maimonides „thick food“ und besonders ungesund, wenn er schon alt ist. Auch die gewöhnlichen Arten von **Milch** füllen den Kopf und schädigen das Gehirn. Sein Vorbehalt gegen Milchkonsum wurde durch die moderne Medizin bestätigt. Es gibt immer mehr

---

[133] Maimonides : *On Asthma* (Gerrit Bos), Vol. 1, a.a.O., S. 13.

[134] Bei Fließschnupfen mit Niesreiz setzt man heute allerdings Allium Cepa (Küchenzwiebel) in homöopathischer Dosierung, z.B. in der Potenz D6, ein. Vgl. dazu den Beitrag der Apothekerin Uta Heinrich-Gräfe: Allergien in der Schwangerschaft, a.a.O, S. 22.

[135] Sonja Lämmel: Versteckte Nüsse, in: Allergie konkret, Heft 4, 2008, S. 24-26, hier S. 24. Lämmel ist Mitglied im Beratungsteam des Deutschen Allergie- und Asthmabundes.

[136] Sonja Lämmel: Versteckte Nüsse, ebd., S. 25.

Patienten, die heutzutage vor allem in den modernen Ballungsregionen an Laktoseintoleranz leiden und welche ′normale′ Milch krank macht. Diese Milchunverträglichkeit betrachtet man heute als asthmatisches Phänomen, für welches der Deutsche Asthmabund regelmäßig Kurse anbietet.

Nach Maimonides gibt es allerdings auch Zubereitungsformen mit Milch, welche er bei einigen Krankheiten, z.B. im Falle von Lepra, als Primärnahrung empfiehlt. So kann eine Person Frischmilch, mit Honig und ein wenig Salz vermischt, wenn sie ihm im Magen nicht sauer aufstößt, unmittelbar nach dem Melken trinken. Diesen Rat hat bereits der alte Galen erteilt.[137] Nicht trinken sollte man allerdings saure Milch.[138] In seiner Abhandlung „The Causes of Symptoms" (Die Ursachen der Symptome) tadelt er einen Arzt, der im Fall einer anderen Krankheit seinem Patienten frische Milch verordnet hatte.[139] Der Ziegenmilch gibt Maimonides den Vorzug vor der Kuhmilch, welche allerdings auch für ihn grundsätzlich eine „gute Ernährung" darstellt. Doch alles, was aus Milch hergestellt oder damit vermischt wird, ist „sehr schlecht", vor allem die Sauermilch. Maimonides deklariert auch „alle Arten von Käse" (eine Aussage, die allerdings mit anderen Aussagen in Widerspruch steht) als der Gesundheit nicht förderlich, weil sie schwer verdaulich seien. Käse ist für ihn nur dann gesundheitsförderlich, wenn er weniger fett und und wenn er frisch, d.h. nicht älter als einen Tag ist. Bei diesen Aussagen beruft er sich wieder auf den antiken Arzt Galen.[140] Maimonides steht einer allzu fettreichen Ernährung, nicht nur im Fall von Asthma, sehr skeptisch gegenüber. Diese Einstellung wird besonders deutlich in seinem theologischen Werk *Guide of the Perplexed* (Lehrer der Unschlüssigen) und im *Regimen of Health*: „Fett ist ganz schlecht; es sättigt, verdirbt die Verdauung, unterdrückt den Appetit und erzeugt einen schleimigen Körpersaft."[141] Er wendet diese Auffassung auch beim

---

[137] Treatise on the Regimen of Health, in: Moses Maimonides′ Three Treatises on Health, a.a.O., S. 27.

[138] Treatise on the Regimen of Health, in: Moses Maimonides′ Three Treatises on Health, ebd. S. 85, Nr. 14.

[139] The Causes of Symptoms, a.a.O., S. 133, Nr. 6.

[140] Treatise on the Regimen of Health, in: Moses Maimonides′ Three Treatises on Health, a.a.O., First Chapter, S. 27, Nr. 8.

[141] Zit. nach Jacob Levinger: Maimonides′ Guide of the Perplexed on Forbidden Food in the light of his own Medical Opinion, in: Joel J. Kraemer (Hrsg.): Perspectives on

Konsum von Wasservögeln an. Bei diesen sind vor allem Gänse und Enten zu dick und zu fettreich, sie enthalten auch viele verdorbene Körpersäfte. Sie sollten darum auch nicht im Übermaße konsumiert werden.

Zur Fleischnahrung: Das Fleisch von Vögeln (die nicht Wasservögel sind) ist nicht fett, es enthält wenig Überfluss (superfluity) und wird schnell verdaut, z.B. Frankoline, Taube und Rebhuhn. Fettes Fleisch entfällt für einen gläubigen Juden ohnehin, denn der Talmud[142] zählt dieses zu den zehn Dingen, welche jemand schwer krank machen können. Ausgenommen bleibt das Ziegenfleisch, doch gilt diese Ausnahme nur für Gesunde.[143]

Alle kleineren Arten von Geflügel sind gut gegen Asthma, vor allem wenn sie mit Gerstenbrei gebraten werden. Suppe von alten Hähnen wirkt wie ein nützliches Medikament gegen diese Krankheit. Wegen ihrer großen Feuchtigkeit empfiehlt Maimonides auch nicht den Genuss von Eiern, auch nicht von Spiegeleiern. Er rät jedoch zum Genuss von kleinen Salzwasserfischen[144] mit wenig Fett und weißem Fleisch. Auch Süßwasserfisch schade nicht, wenn die Fische aus einem großen Fluss mit strömendem reinem Wasser kämen. Fische waren wohl im alten Ägypten „die volkstümlichste Nahrung und für das gewöhnliche Volk die hauptsächlichste Eiweißquelle. Sie wurden roh, gebraten oder gekocht, an der Sonne getrocknet und gepökelt in großer Menge verzehrt."[145]

Maimonides empfiehlt für Asthmatiker auch in Essig eingelegten (gebeizten) Fisch, dieser habe eine abführende und verdünnende Wirkung. Doch sollte man davon nicht zuviel konsumieren. In seinem „Regimen of Health" deklariert er die meisten Fische als „schlechte Nahrung" für Leute mit einem feuchten Temperament und für alte Leute. Besonders schädlich sind große, gesalzene und fette Fische und Fische aus ver-

---

Maimonides. Philosophical and Historical Studies, Oxford University Press, Tel Aviv 1991, S. 195-208, hier S. 204. Englische Übersetzung: "Fat is all bad; it satiates, corrupts the digestion, suppresses the appetite and generates phlegmy humour." Phlegma ist in der mittelalterlichen Medizin die kalte Komponente im Blut.

[142] Talmud, Berachot 57b.

[143] Zit. nach „Treatise on the Regimen of Health", in: Moses Maimonides' Three Treatises on Health, a.a.O., Vol. 4, S. 35f, Anm. 99.

[144] Treatise on the Regimen of Health, in: Moses Maimonides' Three Treatises on Health, ebd. S. 37, Anm. 123 mit Bezugnahme auf den Talmud (Berachot 57 b).

[145] Henry E. Sigerist: Anfänge der Medizin, a.a.O., S. 228.

schmutzten Gewässern. Besser sind kleine Fische aus sauberen Seen, fließenden Gewässern und aus dem Meer, z.B. Sardinen. Doch auch von ihnen sollte man nicht zu viel essen.[146] Gut verträglich für Asthmatiker ist die Meeräsche und Fisch, der gekocht und frisch gepökelt wurde. Man sollte ihn allerdings nur ein- bis zweimal im Monat speisen.

Gut gegen Asthma ist nach Maimonides das Fleisch von Gazellen, Wild (Rehen, Hirschen) und Kaninchen. Vor allem Kaninchen haben ein mit Asthma verträgliches Fett.[147] Diese Aussage von Maimonides überrascht, wenn man bedenkt, dass der Hase (hanife) im jüdischen Speisegesetz als besonders unrein gilt und sogar als Schimpfwort vorkommt.

Auch das Fleisch von wilden Igeln, vor allem Lunge, ist gut gegen Asthma, denn dieses verdünnt die korrupten Substanzen. Im „Regimen of Health" setzt Maimonides das Fleisch der Gazelle, welches er besonders bei Tremor und Nervenkrankheiten empfiehlt, beim Wildkonsum an die erste Stelle. An die 2. Stelle setzt er das Fleisch des Kaninchens.[148]

Beim Gemüse empfiehlt Maimonides die rote Rübe und den Spargel, auch wenn sie nicht so leicht zu verdauen sind. Auch wenn Fenchel, Sellerie[149], Pfefferminz, Minze, Oregano (wilder Majoran), Gartenkresse und Radieschen für Maimonides „schlechte Nahrungsmittel" sind, wirken sie wie Arzneien gegen Asthma. Auf keinen Fall kommen in Frage alle feuchten Gemüsearten wie Kopfsalat, Gartenmelde, Malve, Kürbis und dgl., auch alle Gemüsearten mit einer dicken Substanz, z.B. Colocasia, Karotte, Kohl (Kraut), Aubergine und Weißrüben. Gemüse genießt bei Maimonides eine hohe Priorität. Auch der Talmud rät einem Gelehrten, nicht in einer Stadt zu leben, wo man kein Gemüse kaufen kann. Der Talmud lobt den Knoblauch über alle Maßen: Er sättigt, hält den Körper warm, bringt das Gesicht zum Glänzen, wirkt potenzsteigernd und tötet die Parasiten in den Eingeweiden. Man sollte ihn vor allem am Freitag zu sich nehmen. Er soll sogar gegen Eifersucht helfen. Knoblauch und Zwiebel sollten jedoch schwangere und stillende Frauen meiden.[150]

---

[146] Treatise on the Regimen of Health, Vol. 4, a.a.O., First Chapter, S. 27f, Nr. 9.

[147] Maimonides *On Asthma*, Vol. 1 (G. Bos), a.a.O., S. 16.

[148] Treatise on the Regimen of Health, a.a.O., S. 87f, Kap. 17.

[149] Der Sellerie wurde nach Renate Germer: Die Heilpflanzen der Ägypter, a.a.O., S. 60f. als *Matet* bereits in vielen altägyptischen Rezepturen innerlich und äußerlich angewendet.

[150] Treatise on the Regimen of Health, a.a.O., S. 37, Nr. 127-129.

Vorsicht ist auch bei Früchten angesagt, welche zu Blähungen führen, so z.B. bei Melonen, Pfirsichen, Aprikosen, Maulbeeren und Gurken. Frische Datteln sind nichts für Asthmatiker, zumal sie zu Kopfweh führen können. Auch bei frischen Weintrauben ist Vorsicht geboten. Der Wein war nicht nur im Vorderen Orient in der Antike ein tägliches Konsumgut. Normale Menschen tranken ihn regelmäßig, aber mäßig – in der Regel vermischt mit Wasser. Er war aber nicht nur ein Konsumgut, sondern auch ein im Talmud[151] empfohlenes Heilmittel für Kranke. Auch alter Apfelwein diente älteren Menschen bei einer Darmstörung („disorder of the bowels"). Seinen moslemischen Patienten, denen der Alkohol verwehrt war, empfahl er als Weinersatzmittel ein mit Honig zubereitetes Getränk.[152]

Nichts dagegen hat Maimonides, wenn ein Asthmakranker früh am Morgen auf leeren Magen einen frischen Grapefruitsaft zu sich nimmt und dann ein adstringierendes mit Minze gewürztes Gericht konsumiert. Frische Feigen darf auch ein Asthmatiker auf leeren Magen speisen, aber in Grenzen. Überhaupt sollte man Früchte nur bei leerem Magen konsumieren. Nach dem Genuss der frischen Feigen sollte der Patient nach erfolgtem Stuhlgang ein leichtes Mahl einnehmen, z.B. junge Hähnchen, Tauben, oder kleine Vögel, gekocht in Essig oder Zitronensaft und gewürzt mit angebauter Minze. Auch Granatapfelsaft tut der Brust gut. In der ägyptischen Volksmedizin wird die Granatapfelbaumrinde noch heute als Wurmmittel eingesetzt.

Quitten zu lutschen nach dem Essen tut sehr gut[153], aber nur in Maßen. Maimonides rät dem Patienten, Äpfel wegen der Blähungswirkung möglichst zu vermeiden. Es ist überhaupt alles, was Blähungen verursacht, für Asthmatiker von Übel. Getrocknete Früchte kommen für den Asthmatiker oft eher in Frage als frische, so z.B. Weintrauben (gegen Sodbrennen), getrocknete Feigen, vor allem wenn man sie in geschlagenen und gesiebten Anis eingetaucht hat. Aus zehn Habbas[154] getrockneten Feigen, kombiniert mit einer Handvoll frischen Fenchels und vier

[151] Talmud: Abodah Zarah 40b.

[152] Treatise on the Regimen of Health, a.a.O., S. 37, Nr. 126.

[153] Maimonides: *On Asthma*, Vol. 1 (G. Bos), a.a.O., S. 18, Chapter Three, Nr. 10.

[154] 1 ägyptischer Habba = 0,048 Gramm, in etwa 1/100 mitqāl. Vgl. Walther Hinz: Islamische Maße und Gewichte umgerechnet ins metrische System, Handbuch der Orientalisitik, Ergänzungsband 1, Heft 1, Leiden 1970, S. 12f.

Dirhams[155] Venushaar kann man einen Absud machen, den man mit Honig oder Zucker trinken sollte. Er hilft speziell gegen Asthma.[156] Das Venushaar gehört der Gruppe der Adiantumgewächse an. Die bekannteste Sorte ist das „Echte Venushaar" (*Adiantum capillus-veneris).* Man findet es noch im Raum Antwerpen (Belgien) in verwilderter Form.[157]

Zum Dessert rät Maimonides zu Pistaziennüssen und **Mandeln**, wobei man süße und bittere Mandeln mischen sollte.[158]. Gerade die Mandeln betrachtet Maimonides als „ausgezeichnete Arznei gegen diese Krankheit", weil diese die Körpersäfte verdünnen, die Lungen reinigen und den Auswurf unterstützen. Auch **große Nüsse von Pinien** sind nützlich zur Reinigung der Lungen, sie sollten aber einige Stunden in heißes Wasser eingelegt und gegessen werden, wenn sich das Wasser abgekühlt hat. Wasser diente bereits in der altägyptischen Medizin ebenso wie Wein, Bier, Milch oder pflanzliche Öle als Trägersubstanz. Dunkles Bier war aber neben Brot und Wasser im alten Ägypten auch ein Grundnahrungsmittel.[159]

Haselnüsse sind zu empfehlen, aber nur in begrenztem Maße. Der Konsum von Walnüssen kommt aber für den Asthmatiker überhaupt nicht in Frage „wegen der Ausdünstungen, welche von ihnen zum Gehirn gehen". Die **getrockneten Kerne** aller dieser Nüsse sollten mit **Zucker** und **fānīd** (persisch **pānīd**) oder auch ein wenig mit einer der verschiedenen Arten von getrockneten Süßigkeiten, welche keine Stärke oder Sesam enthalten, eingenommen werden.[160] Fanid kommt vor allem heute noch in den muslimischen Ländern von Nordafrika als Süßspeise vor und wird häufig mit Mandeln zubereitet. In Algerien trägt ein Kuchen den Namen „Fanid".

Hier das relativ einfache algerische Rezept: 500 Gramm gemahlene Mandeln, 400 Gramm Puderzucker, Eiweiß aus 2 Eiern und grüner und

---

[155] 1 ägyptischer Standarddirham entspricht nach Walther Hinz: Islamische Maße und Gewichte, a.a.O., S. 3 wohl auch im Hohen Mittelalter genau 3,125 Gramm.

[156] Maimonides: *On Asthma*,Vol. 1 (G. Bos), a.a.O., S. 65.

[157] http://nl.wikipedia.org/wiki/Venushaar.

[158] Maimonides: *On Asthma*, Vol. 1 (G. Bos), ebd. S. 18.

[159] Vgl. das Kapitel „Bier, Wein und Dattelsaft – damit das Zeug genießbar ist" bei Renate Germer: Die Heilpflanzen der Ägypter, a.a.O., S. 150-153.

[160] Maimonides : *On Asthm*a, Vol. 1 (G. Bos), ebd. S. 18.

roter Nahrungsfarbstoff (colorant alimentaire).[161] Maimonides ist allerdings kein Freund solcher kalorienreichen Süßspeisen. Er rät darum ab von solchen stärkereichen Süßigkeiten, da sie zu Verstopfungen führen.

Die Zusammensetzung nützlicher Gerichte bei Asthmaerkrankung (Kapitel 4)

Wer an Asthma leidet, braucht auch in der Ernährung keine besonderen Extras. Gerichte für Asthmatiker sollten aus Nahrungsmitteln zubereitet werden, „welche bei uns allgemein bekannt sind."[162] Im Folgenden empfiehlt nun Maimonides eine Reihe von ägyptisch-arabischen Gerichten in Form von Rezepten. Ich halte diese hier fest, damit auch Mediziner und Asthmapatienten in Deutschland Gelegenheit haben, diese Gerichte zu testen und zu probieren:

Gericht 1: Isfīdabāj wird mit Runkelrüben, Hähnchen oder Hammel zubereitet. Nach Vullers[163] handelt es sich bei dem persischen Analogiegericht ***ispidba*** um ein Gericht aus Fleisch, Zwiebeln, Butter[164], Öl, Petersilie und Koriander.[165]

Gericht 2: In dem als **Kanz al-fawā'id fī tanwīᶜ al-mawā'id** (Medieval Arab/Islamic Culinary Art)[166] bezeichneten Gericht finden sich folgende Bestandteile: Fleisch, Runkelrüben oder Kopfsalat, Pfeffer, frischer Koriander, Eier, Kichererbsen, Reis und Zwiebeln. Die Zubereitung

---

[161] http://alhaaq.over-blog.net/article-2304932.html.

[162] Maimonides : *On Asthma*, Vol. 1 (G. Bos), Chapter. 4, a.a.O., S. 19, in Englisch: „which are well known and common among us". Bei der Formulierung "bei uns" meint Maimonides vor allem das mittelalterliche Ägypten, in welchem er ja so viele Jahre als Arzt gewirkt hat.

[163] Johann August Vullers: Lexicon Persico-Latinum Etymologicum (2 Bände), Bd. 1, 1855-1864, Graz 1962, S. 92 beschreibt die Bestandteile des persischen "ispidba" auf Lateinisch: „Cibi genus ex carne, cepis, butyro, oleo, apio et coriandro paratum". Dazu auch Maimonides; *On Asthma*, Vol. 1 (G. Bos), ebd., S. 126, Note 2.

[164] Im Gegensatz zu Hildegard von Bingen wird die Butter im medizinischen Werk von Maimonides nur am Rande erwähnt, so z.B. in „The Regimen of Health", First Chapter, S. 27, Nr. 8 und in den „Medical Aphorisms" des Maimonides, Vol. 3 (Rosner), a.a.O., Twenty-Third Treatise, Nr. 108, S. 377.

[165] Maimonides *On Asthma*, Vol. 1 (G. Bos), a.a.O., S. 126 zu "Chapter Four" Note 2, S. 19.

[166] Herausgegeben durch Manuela Marín und David Waines, Beirut-Stuttgart 1993, No. 92. Vgl. auch Manuela Marín: Beyond Taste: The Complements of Colour and Smell in the Medieval Arab Culinary Tradition, in: Culinary Cultures of the Middle East, hrsg. durch Sami Zubaida und Richard Tapper, London 1994, S. 205-214.

dieses Gerichtes erfolgt folgendermaßen: Fleisch in siedendem Wasser kochen, dann mit Koriander und Pfeffer braten, dann die Brühe dazu. Rüben waschen und in die Pfanne mit den Zwiebeln legen. Wenn das alles gekocht hat, dann Reis und Ei mit den andern Bestandteilen dazutun.[167]

Gericht 3: Dieses Gericht wird aus Rosinen zubereitet und wirkt wie ein Heilmittel. Seine Zubereitung erfolgt folgendermaßen: Hammel oder Huhn (Geflügel) kochen. Es wird genauso gebraten wie andere Nahrungsmittel und Gewürze. Fleisch beiseite legen, dann Rosinen nehmen, ihre Samen entfernen und zwei Stunden lang in Weinessig einweichen. Anschließend in einem Steinmörser mit geschälten Mandeln, die einem Viertel der Menge der Rosinen entsprechen, pulverisieren und durch ein Sieb seihen, bis die Haut der Rosinen entfernt ist. Das Produkt zur gebratenen Fleischbrühe dazutun und in ein niedriges Feuer legen, bis es fertig gekocht ist. Es handelt sich hier nach Maimonides um ein ägyptisches Gericht, das besonders den Säftehaushalt reguliert. Auch wenn es gesunden Leuten nützlich ist, „ist es die beste Sache für diese Krankheit“[168], also für Asthmatiker besonders geeignet.[169]

Spezialaspekt zu Gericht 3 (Maimonides Asthmawerk Kap. 4, Nr. 3): Ein wichtiger Aspekt dieses Gerichts Nr. 3 ist, dass die darin reichlich enthaltenen Rosinen der Leber gut tun, das Sodbrennen und das Brennen von der Lunge wegnehmen und sich überhaupt erleichternd auf den gesamten Organismus auswirken. Rosinen und Essig kombiniert potenzieren die Wirkung, obwohl Essig für sich allein genommen der Leber schadet, das Blut weiß (den Anteil der weißen Blutkörperchen erhöht) und auch die Luftröhre trockener macht. Der positive Kombinationseffekt von Rosinen und Essig wird noch verstärkt, wenn beide zusammen gemischt werden mit Hähnchenbrühe und mit Mandelkernen. Maimonides gesteht wörtlich: “Ich kenne nichts Besseres als dieses kombinierte Gericht.”[170]

[167] Freie Übersetzung nach dem englischen Text von Maimonides: *On Asthma*, Vol. 1 (G. Bos), a.a.O., S. 126, Note 2.

[168] In der englischen Ausgabe: „it is the best thing for this disease“.

[169] Maimonides: *On Asthma*, Vol. 1 (G. Bos), a.a.O., Chapter 4, S. 19f, Nr. 2.

[170] Maimonides: *On Asthma*, Vol. 1, a.a.O., Chapter. 4, S. 20, Nr.3, in Englisch: „I have not seen anything better than this compound [dish].”

Gericht 4: Als weitere arabische Fleischgerichte empfiehlt Maimonides ***masūs*** und ***zirbāj***, aber nur mit wenig Essig. In Kapitel 4 seines Asthmawerks empfiehlt Maimonides, diese beiden Gerichte mit Zitrone, Zucker, abgeschöpftem Honig, Mandeln oder Safran zu kochen.

Beide Gerichte scheinen ziemlich ähnlich zu sein, von beiden gibt es verschiedene Variationen. **Masūs** wird aus gekochtem Fleisch bereitet, es kann aber auch mit Eiern oder Hähnchen oder jungen Tauben gemacht werden.[171] **Zirbāj** ist Fleischbrühe oder Löffelfleisch („spoonmeat").[172] Bei beiden Gerichten kann man das Fleisch mit Zitrone, Zucker, Mandeln oder Öldistel (Färberdistel) kombinieren. Diese Gerichte eignen sich vor allem für den Winter. Als typisches Wintergericht[173] eignet sich auch folgendes mit frischem Fenchel zubereitetes Gericht: Äußere Blätter entfernen, Fenchel-Herzen und diese dann herausnehmen, schneiden, kochen und getrennt braten, dann Hähnchenbrühe, die nicht arg fett ist, darüber gießen, das gebratene Hähnchen dazu geben, über niedrigem Feuer lassen, bis es fertig gekocht ist. Man kann auch die groß gewachsenen Fenchel-Austriebe verwenden, schälen, ihre Herzen ausschneiden und, wie eben beschrieben, kochen. Dieses Gericht, das den Auswurf fördert, ist im Maghreb, dem sich Maimonides als seiner eigentlichen Heimat verbunden fühlt, gut bekannt. Man kann dieses Gericht noch verfeinern, indem man Gerstenbrei, ein wenig Zitronensaft und Gewürze, die nicht arg aromatisch sind, hinzufügt. Dieses Mischgericht ist zudem leicht verdaulich.[174]

Gericht 5 (in Nr. 5 von Kap. 4): Als wichtige Nahrung empfiehlt Maimonides Brot, mit Essig und abgeschöpftem Honig[175] gewürzt, oder mit Essig, Zucker und Gerstenbrei zubereitet. Es sollte auf keiner Tafel fehlen.[176]

---

[171] Zit. nach Maimonides: *On Asthma*, Vol. 1 (G. Bos), ebd. S. 126, Note 3.

[172] Zit. nach Maimonides: *On Asthma*, Vol. 1 (G. Bos), ebd. S. 126, Note 4.

[173] Zu den typischen Sommergerichten vgl. Maimonides „Causes of Symptoms", S. 142, Nr. 19.

[174] Maimonides: *On Asthma*, Vol. 1 (G. Bos), a.a.O. Chapter 4, S. 20f, Nr. 4.

[175] Dieser abgeschöpfte Honig ist wohl mit dem «abgeschäumten Honig (mel depuratum)» von Hildegard von Bingen identisch. Vgl. Reinhard Schiller: Hildegard Pflanzenapotheke, Düsseldorf und Wien 1992, S. 41f.

[176] Maimonides: *On Asthma*, Vol. 1 (G. Bos), ebd. S. 21, Nr. 5.

Gericht 6 (in Nr. 6 von Kap. 4): Maimonides schildert hier die Zubereitung des Senfs in seiner iberischen Heimat Al-Andalus. Ein Mudd[177] syrischer Senf, über Nacht in heißes Wasser einlegen, das Wasser abkühlen lassen. Senf in einen Steinmörser einlegen und kardierte Baumwolle hinzufügen, dann ganz fest mit starkem Essig würzen. Duftendes, süßes Olivenöl ganz sacht darüber gießen, bis das Senf-Mudd ein Ratl (entsprach im Ägypten des 12. Jahrhunderts etwa 450 Gramm[178]) des Öls aufgesaugt hat und ganz weich geworden ist. Danach das Ganze in weißem Weinessig aufquellen lassen, ein Ratl süße Mandeln schälen und diese zerstoßen, bis sie wie Mark werden, diese Substanz in etwas Essig zerreiben. Die ganze Substanz durch ein Stück Tuch seihen oder sieben, „bis sie die Konsistenz und Farbe von Kuhmilch hat und von dieser nur im Geschmack abweicht." Der Senf fördert die Verdauung, „löst den Schleim, reinigt den Magenbelag, löst die Klebrigkeit der Säfte, und erhitzt aber nicht im Übermaß."[179]

Gericht 7 (in Nr. 7 von Kap. 4): Maimonides hat erhebliche Vorbehalte gegen die Verwendung von Gewürzen, vor allem „heiße Gewürze" sind strikt zu meiden. Im Folgenden empfiehlt Maimonides – trotz seiner Aversion gegen scharfe Gewürze - folgendes Würzgericht, wohl mit verschiedenen asthmatauglichen Fleischarten zubereitbar: Eine halbe Unze[180] Pfeffer, je zwei Unzen Zimt-Rinde [cimmamomum ceylanicum] und Kümmel [carum carvi], eine halbe Unze Ingwer [Zingiber officinale], 3 Dirhams Narde [Valeriana jatamansi], 2 Dirhams Muskatblüte [Myristica fragrans Houtt] und 6 Unzen trockenen Koriander [Coriandrum sativum]. Alle diese Bestandteile sind zu pulverisieren, davon

[177] Nach Walther Hinz: Islamische Maße und Gewichte, a.a.O., S. 45 f entspricht ein Mudd im 12. Jahrhundert 1,053 Liter. 1 syrischer Mudd ist nach W. Hinz, S. 46 mit 3,673 Liter wesentlich größer.

[178] Walther Hinz: Islamische Maße und Gewichte, a.a.O., S. 29.

[179] Maimonides: *On Asthma*, Vol. 1 (G. Bos), ebd., S. 21f, Nr. 6.

[180] Die antike römische Unze, welche wie das Pfund babylonische Wurzeln hat, ist ein Zwölftel des römischen Pfunds. Sie entspricht genau 27,29 Gramm. Die Feinunze dient international noch heute als Gewichtsmaß für Edelmetalle, sie beträgt genau 28,349523125 Gramm und weicht somit von der alten römischen Unze nicht wesentlich ab. Die Gewichtsunze entsprach nach Walther Hinz: Islamische Maße und Gewichte, a.a.O., S. 35 in Ägypten stets 12 Dirham = 37,5 Gramm, „heute amtlich 37,44 g." Die Unzengewichte anderer Länder und Regionen konnten im Mittelalter erheblich vom Gewicht der ägyptischen Unze abweichen.

eine ausreichend Menge zu der ausreichend zu würzenden Nahrung dazugeben.[181]

Was die mit Essig zubereiteten Gerichte betrifft, so kann man zu den oben geschilderten Bestandteilen jeweils 2 Unzen wilden Ingwer und Gewürznelke hinzutun. Wer es gewohnt ist und verträgt, kann natürlich mit Safran würzen. Safran hat keinen großen Hitzeeffekt.[182]

In Nr. 8 von Kap. 13 schneidet Maimonides ein Thema an, das mehr denn je den Eltern, welche kleine Kinder haben, Schwierigkeit bereitet, nämlich der Konsum von Süßigkeiten. Maimonides rät von allen Arten von Süßigkeiten, welche viel Stärke enthalten, und dergleichen kategorisch ab, weil sie zur Verstopfung führen können. Doch er macht Ausnahmen. Verschiedene Arten von getrockneten Süßigkeiten dürfen in Kombination mit schaligen Nüssen genossen werden. Als Beispiele erwähnt er Piniennüsse und Pistazien, welche mit **Fānīd**[183], das man aus Rohrzucker herstellte, beschichtet werden. Diese Nussbonbons sind für Maimonides „ausgezeichnet“. Maimonides hat wohl nicht nur den unraffinierten, sondern auch den raffinierten Zucker (aus Rohrzucker) gekannt und in seinen Medikamenten verwendet. Diese Erkenntnis gewinnt man aus einem in „The Causes of Symptoms“ beschriebenen Siruprezept, das neben Ochsenzungensaft[184], Endiviensaft, diversen Fruchtsäften und Rosenwasser auch einen großen Anteil von nicht raffiniertem Zucker (unrefined sugar) enthält.[185] Mit Rohrzucker hergestellte Sirupe und Süßwaren sind, in Maßen genossen, für Maimonides durchaus akzeptabel. Es gibt aber auch bei ausgesprochen gesunden Nahrungsmitteln Grenzen, die man nicht ungestraft überschreiten darf, vor allem wenn eine solche Ernährung mit Einseitigkeit verbunden ist. Auch gesunde Lebensmittel können der Gesundheit schaden, wenn sie im Übermaß und einseitig genossen werden.

---

[181] Maimonides: *On Asthma*, Vol. 1 (G. Bos), ebd S. 22, Nr. 7.

[182] Maimonides : *On Asthma*, Vol. 1 (G. Bos), ebd.

[183] Beim “Fanid Chsai” handelt es sich um ein Produkt, das bereits im frühen Mittelalter im arabischen Kulturraum in Form einer „Bonbonmasse“ zubereitet wurde. Quelle Internet: http://www.bonbonmacherin.de/ (Stand 5.2.2010).

[184] Ochsenzunge, eine mittelalterliche Delikatesse, heißt im Hebräischen “leker” und findet sich wohl im deutschen Wort “lecker” wieder.

[185] Maimonides *On the Causes of Symptoms*, a.a.O., S. 142, Nr. 19.

Die zu konsumierende Nahrungsmenge (Kapitel 5)

Wie bei kaum einem anderen Thema ist das antike Ideal des gesunden Mittelweges so gefragt wie bei der optimalen Nahrungsmenge. Diese variiert jedoch nicht nur von Mensch zu Mensch, von Typ zu Typ, sondern ist auch abhängig von den Tages-, Jahreszeiten und nicht zuletzt vom Alter. Der eine hat einen größeren, den andere einen kleineren Magen. Zudem sollte man nicht von jedem Nahrungsmittel – das gilt auch für Getränke - die gleichen Mengen verzehren, sondern immer bemüht sein, ein Mengengleichgewicht anzupeilen.

Jeder Mensch sollte sich ausrechnen, wie viel er vertragen kann. Er sollte sich beim Essen sättigen, nicht übersättigen und keine Magenblähung zuziehen, welche sich wiederum negativ auf andere Körperteile auswirkt. Daraus entwickelte Maimonides die Regel, dass man mit dem Essen aufhören solle, bevor der Essende es verabscheut. Die volkswirtschaftliche Konsumtheorie empfiehlt dem Verbraucher, ein Gut nur bis zu dem Punkt hin zu konsumieren, wo der Grenznutzen abzunehmen beginnt, das zu konsumierende Gut also immer weniger schmeckt. Der Konsument sollte nach Maimonides nicht mehr weiteressen, wenn der noch vorhandene Appetit auf ein Minimum gesunken ist. Da haben es die Tiere leichter, denn der Mensch, der rechnen kann, rechnet für diese die optimalen Essenszeiten und –mengen aus. Maimonides berichtet, dass er manchmal Schlemmer gesehen habe, bei denen das Essen wieder wie bei Wiederkäuern nach oben zum Mund herauswollte. Diese permanente Übersättigung ist für Maimonides „die Hauptursache für viele Krankheiten", denn Übersättigung hat Verdauungsstörungen und Magenverstimmungen und evtl. sogar Magenkrämpfe[186] zur Folge. Maimonides nennt die Symptome, die sich aus dieser Übersättigung ergeben: Brennender Schmerz des Magenmundes (*cardia*), dieser kann sogar zur Ohnmacht führen.[187]

Maimonides empfiehlt den Lesern des Asthmabuches die übliche ärztliche Auffassung, dass der gesundheitsbewusste Mensch während eines einzigen Mahles nicht mehrere Gerichte, sondern nur ein einziges Gericht zu sich nehmen sollte. Eine Kombination mehrerer und verschie-

---

[186] Ein Rezept gegen Magenschmerzen und –krämpfe findet sich in Kap. 12 (S. 77f) des Asthmawerkes.

[187] Maimonides: *On Asthma*, Vol. 1 (G. Bos), a.a.O. Chapter Five, S. 24f, Nr. 1-3.

denartiger Gerichte würde die Magensäfte und die Verdauung leichter durcheinanderbringen, als dies bei einem einzelnen Gericht – nach dem Trennkostprinzip – der Fall wäre. Wenn man sich auf ein Gericht beschränkt, dann muss sich der Speisende auch keine Gedanken über die optimale magenschonende Reihenfolge der verschiedenen Gerichte machen. Diese Beschränkung auf ein einziges Gericht pro Mahl ist für Maimonides eine Grundregel („basic rule“) der allgemeinen Gesundheitspflege. Gericht bedeutet bei Maimonides aber nicht ein einziges Nahrungsmittel wie z.B. Brot, sondern eine Kombination zusammengehöriger Nahrungsmittel, wofür Gerrit Bos in Kapitel 4 des Asthmabuches von Maimonides den englischen Ausdruck „composition“ gebraucht. Maimonides hat also bereits im 12. Jahrhundert erkannt, dass bei einem Mahl nicht verschiedene Gruppen von Nahrungsmitteln zur gleichen Zeit gegessen werden sollten und dass die Nichtbeachtung dieser Regel den „Säure-Basen-Haushalt“ und überhaupt das Gleichgewicht der Körpersäfte durcheinander bringen könne. Vor rund 100 Jahren hat der amerikanische Arzt Howard Hay dieses in Ansätzen bei Maimonides vorhandene Trennkostprinzip erweitert und präzisiert. Es lautet in der Formulierung der modernen Trennkost-Expertin Ursula Summ, welche die Lebensmittel in eiweiß-, kohlenhydrathaltige und neutrale Gruppen einteilt:

„Eiweißhaltige Nahrungsmittel wie Fleisch, Fisch, Käse und Eier benötigen saure Verdauungssäfte, Kartoffeln, Reis, Nudeln und Brot brauchen basische Verdauungssäfte. Neutrale Lebensmittel harmonieren mit den beiden anderen Gruppen und dürfen daher sowohl mit eiweißreicher als auch mit kohlenhydratreicher Nahrung kombiniert werden. Das bedeutet: Zum Braten (Eiweiß) passen weder Kartoffeln noch Nudeln (Kohlehydrate), dafür aber Gemüse (neutral). Die andere Möglichkeit ist, Nudeln oder Kartoffeln mit Gemüse zu essen und das Fleisch wegzulassen.“[188]

Trennkostexpertin Summ hat die lange Zeit in Verruf geratene Lehre von den Körpersäften, zu denen auch die Verdauungssäfte gehören, wieder hoffähig gemacht und, wie sich aus ihrem Zitat ergibt, auch als

---

[188] Cornelia Wolter: Wenig Fleisch, viel Obst und Salat. Abnehmen mit Trennkost, in: Donaukurier Nr. 34, 11.02.2010, S. 18.

wichtiges Element der modernen Ernährungslehre[189] im Geiste des Maimonides, der auf den antiken Ärzten Hippokrates und Galen aufbaut, neu etabliert und mit Fallstudien untermauert. Dieses moderne Trennkost-Prinzip der Einnahme getrennter Speisegruppen ist nach wie vor mit der Schlussfolgerung von Maimonides höchst kompatibel, "so wenig als möglich zu essen" und somit nicht den Sättigungspunkt (mathematisch betrachtet der Kulminationspunkt, wo die Steigung zurückgeht) zu erreichen.[190] Wer sich an diese Regel hält, kann nach Maimonides leichter als bei einer Folge mehrerer Gerichte seine Gesundheit stabilisieren und aufrechterhalten. Die hier von Maimonides vorgebrachte Regel entspricht auch den Grundsätzen des Hippokrates und Galen.[191]

Wie die beiden großen antiken Ärzt wirklich ausschauten, wissen wir nicht. Aber man darf annehmen, dass die Hippokrates-Büste, welche man auf Münzen der Insel Kos findet, der Wahrheit doch nahekommt.[192] Galen nahm im 2. Jahrhundert n. Chr. die Lehren von Hippokrates wieder auf.

Wer dann aber im Geiste auf mehreren Gerichten bei einem einzigen Mahl beharren sollte, der sollte sich nach Maimonides an folgende Reihenfolge halten: Zuerst die rauere, kräftigere Nahrung und dann die feineren Lebensmittel zu sich nehmen. In seinem Werk *Hilkhōt Deōt* 4,7 der *Mishneh Torah* vertritt Maimonides, allerdings in einem anderen Zusammenhang, die umgekehrte Speisenfolge: „Die leichtere Nahrung sollte immer der schwereren in der Diät vorangehen."[193] Zur ′richtigen′ Speisenfolge gibt es noch andere Auffassungen. Von einer herrschenden Meinung kann aber keine Rede sein.

Nach antiker Tradition rät Maimonides von einer stärkeren körperlichen Bewegung nach dem Mahl ab. Es ist dem Körper dienlicher, sich danach intensiv auszuruhen. Dagegen erklärt er den Besuch des Bades, Sex und

---

189 F.G. Bratton: Maimonides. Medieval Modernist, Boston 1967 betont die Modernität des Maimonides nicht nur im Bereich der Ernährungslehre.

190 Maimonides: *On Asthma*, Vol. 1 (G. Bos), a.a.O. Chapter Five, S. 26, Nr. 4. In Englisch: „to eat as little as possible so as not to reach the point of satiation."

191 Maimonides: *On Asthma*, Vol. 1 (G. Bos), Chapter Five, ebd. S. 26f, Nr. 5.

192 http://de.wikipedia.org/wiki/Hippokrates_von_Kos.

193 Übersetzt nach Moses Hyamson u.a.: „Hilkhōt Deōt (Laws relating to Moral dispositions and to ethical conduct)", in: *Mishneh Tōrāh: Sēfer ha-Madda*, Jerusalem 1965, 50b. Übersetzung durch Gerrit Bos: „The [lighter] food should always precede the heavier [in the] diet."

Aderlass nach dem Mahl als „großen Fehler“ (a great mistake). Zu starke körperliche Betätigung nach dem Essen kann Verdauungsprobleme zur Folge haben. Schlechte Verdauung äußert sich nach Galen in folgenden Symptomen bzw. Krankheiten: „Blähung, brennender Schmerz; ein weicher oder schwerer Stuhlgang; Übelkeit; Appetitlosigkeit oder zu starker Appetit; Trägheit; langsamer und lustloser Geist; ein schwerer Kopf; Schlaflosigkeit; Sodbrennen, Epilepsie, Geistesgestörtheit; Geisteströgheit; Lethargie; melancholisches Leiden oder jede andere Art von Leiden; Schmerz im Colon (Grimmdarm), den Därmen, der Milz; der Leber oder Nahtstellen; Unwohlsein; Fieberschauer; Schüttelfrost oder Fieber.“[194]

Es ist einem Arzt nicht möglich, für die einzelnen Gerichte und Speisen genaue Mengen vorzugeben. Maimonides überlässt darum diese schwierige Entscheidung dem Patienten und stellt dazu mit Bezugnahme auf Galen und wohl auch auf den griechischen Philosophen Epikur von Samos (341-270 v.Chr.) eine allgemeine Ernährungsregel für den Patienten auf:

„Intelligente gesunde Leute sollten erwägen und logisch folgern, ob das Vergnügen, das sie vom Essen ableiten, die vorweggenommene Freude all dieser Gebrechen aufwiegt, welche Galen aufzählte und welche man vermeiden kann, wenn man sich auf die Einnahme eines einzigen guten Nahrungsmittels beschränkt, sich damit aber nicht voll stopft und wenn man sich nach dem Essen nicht [intensiv] körperlich betätigt.“[195]

Diese Art von kategorischem Imperativ der Ernährung, welche nach Maimonides vor allem für chronisch Kranke und für Personen mit einem

---

[194] Maimonides: *On Asthma*, Vol. 1 (G. Bos), Chapter Five, a.a.O., S. 28, Nr. 6. In der englischen Version von Gerrit Bos: “Flatulence; burning pain; a soft or excessive stool; nausea; loss of appetite or excessive appetite; indolence; a slow and sluggish mind; a heavy head; insomnia; hearthburn; epilepsy; derangement; dullness of mind; lethargy; melancholic distress or any kind of distress; pain in the colin, intestines, spleen, liver, or joints; indisposition; shivering fit; shivering; or fever.”

[195] Maimonides: *On Asthma*, Vol. 1 (G. Bos), Chapter Five, ebd. S. 28, Nr. 7. Hier der englische Text von Gerrit Bos: „Intelligent healthy people should consider and conclude logically whether the pleasure they derive from eating makes up for the anticipation of all those afflictions which Galen has enumerated and which can be avoided if one limits oneself to [eating] a single good food, does not fill oneself with it, and does not exercise after [eating] it“.

schwachen Organ „obligatorisch“ sein sollte[196], hat bis heute kaum ein Mensch, schon gar nicht auf freiwilliger Basis, in die Tat umgesetzt. Nur strikte ärztliche Vorschriften veranlassen selbst heute einen Patienten, sich an diese strenge Regel zu halten. Gegen eine solche Regel hätten vor allem die Gastronomen etwas einzuwenden.

Zeiten für die Nahrungsaufnahme (Kapitel 6)

Bis weit ins 20. Jahrhundert hinein gab es kaum hinterfragte Tageszeiten-Essensregeln. Bis heute raten sogar noch Ärzte, abends möglichst wenig Nahrung zu sich zu nehmen. Maimonides hat schon im 12. Jahrhundert solche allgemeine Tageszeitregeln beim Essen in Frage gestellt, ohne jedoch auf die diesbezüglichen Empfehlungen der heiligen Hildegard von Bingen, welche vor ihm im 11. Jahrhundert lebte, Bezug zu nehmen.[197] Er wusste, dass Menschen je nach Typ und Erziehung verschiedene Essensgewohnheiten, welche auch die Tageszeit betreffen, haben. Die meisten Zeitgenossen von Maimonides haben im mittelalterlichen Ägypten und wohl überhaupt im Vorderen Orient morgens und abends ihre Hauptmahlzeiten eingenommen, einige Leute haben dreimal am Tag, wieder andere nur einmal am Tag – aber dann ziemlich viel – gegessen. Gegen eine einmalige volle Mahlzeit am Tag hat Maimonides nichts einzuwenden, wenn es sich um Personen mit einer starken Natur und Konstitution handelt. Doch Leuten mit einer schwachen Konstitution, zu denen er vor allem Ältere und Genesende zählt, rät er von einer einzigen Vollmahlzeit ab. Sie sollten mehrmals am Tag essen, ihre Essensrationen ihrer körperlichen Kraft und Konstitution anpassen und ihre Körperhitze nicht durch überzogene Nahrungsaufnahme auslöschen. In diesem Punkt steht Maimonides fest in der Tradition von Galen, der die Wichtigkeit von angemessenen Intervallen zwischen den Mahlzeiten betont.[198] Der Grieche Galen lehnt auch das Fixieren von festen Mahl- und Essensterminen ab, man soll sich also nicht, ohne Appetit zu haben, zum Essen zwingen müssen. Maimonides rät mit Berufung auf Galen zu variablen Essensterminen, welche jedoch von einer Fülle verschiedener auch exogener Faktoren abhängen, z.B. von der Konstellation der Kör-

---

[196] Maimonides: *On Asthma*, Vol. 1 (G. Bos), Chapter Five, ebd. S. 28, Nr. 7.

[197] Heidelore Kluge: Hildegard von Bingen – Ernährungslehre, Rastatt o.J., S. 91-93.

[198] Maimonides: *On Asthma*, Vol. 1 (G. Bos), a.a.O. Chapter Six, S. 29, Nr. 1 und 2.

persäfte und damit auch vom Temperament des Essenden.[199] Das übliche Klischee, dass man essen solle, wenn man Hunger habe, reicht für Maimonides als einziges Kriterium für die Nahrungseinnahme nicht aus. „Denn Menschen, die an Verdauungsstörung leiden, haben oft ein falsches Hungerempfinden. Dieses leitet sich her von schlechten Säften, welche die Cardia des Magens (Magenmund) irritieren."[200] Man könnte glauben, dass Galen und Maimonides mit dieser Aussage an Bulimiekranke gedacht haben. Die an Ess-Brechsucht Leidenden, meist Frauen, haben einen Heißhunger ohne Ende und schaden damit durch ein Übermaß der Nahrungsaufnahme auch ihrer Gesundheit und ihrer Figur. Es sind falsche vom Organismus ausgehende Hungersignale, welche den Betroffenen einen Hunger vorspiegeln, der nicht wie bei einem gesunden normalen Esser sinnvoll ist, sondern Ausdruck einer Wahrnehmungsstörung[201] und Körperschemastörung (Dysmorphophobie) ist. Die menschliche Seele lässt sich also hier durch vom Körper ausgesandte falsche Signale täuschen. In der Regel kann der Kranke das damit gestörte Gleichgewicht von Körper und Seele nicht mehr aus eigener Kraft herstellen, sondern braucht Hilfe von außen, nicht nur Hilfe von Seiten des Arztes und Psychologen[202], sondern auch der Freunde und Eltern.

Was die Tageszeiten des Essens betrifft, neigt Maimonides dazu, möglichst keine festen Essenszeiten festzulegen, und wenn, dann neigt er zu ungefähren Zeitangaben. Denen, die gewohnt sind, am Morgen und am Abend zu speisen, rät er, im Winter in der 2. oder 3. Stunde des Tages zu essen. Dabei sollten aber auch die Länge der Nacht und die Verdauungsfähigkeit des Essenden berücksichtigt werden. Im Sommer sollten solche Leute in der 5. Stunde essen, „weil dann der Magen leer ist."[203]

---

[199] Maimonides: *On Asthma*, Vol. 1 (G. Bos), Chapter Six, ebd., S. 29f. Der Ausdruck "Temperament" bezieht sich auf die antike Lehre von den vier Temperamenten.

[200] In Vol. 1 (G. Bos), Kap. 6, S. 30 von Gerrit Bos lautet der englische Text: "But hunger is not the only criterion to be considered, because people suffering from indigestion often have a false [sensation of] hunger originating from bad humors which irritate the cardia of the stomach."

[201] Vgl. Nadim Sradj und Manfred Dinnes: Operationale Ästhetik. Von der Wahrnehmungsstörung zur Kunsttheorie, Informationsschrift des Bundesverbandes Macula – Degeneration e.V., Regensburg 2006.

[202] Auf die große Bedeutung der Psychologie bei Maimonides verweist bereits M. Scheyer: Das psychologische System Maimunis, Frankfurt 1857.

[203] Maimonides : *On Asthma*, Vol. 1 (G. Bos), Chapter Six, a.a.O. S. 30.

Zum Abschluss von Kap. 6 verweist Maimonides auf eigene persönliche Essens-Erfahrungen. Ich halte es für sinnvoll, ihn hier selbst zu Wort kommen zu lassen:

„Denn, wenn ich etwa zu einer unüblichen Zeit Brot nehme – auch wenn es nur eine kleine Menge ist -, schade ich mir damit, und meine Verdauung ist verdorben. Und wenn ich die Nacht mit einem leeren Magen verbringe, sind meine Säfte verbrannt und mein Magen ist erhitzt durch schlechte Körpersäfte, die zu ihm hinfließen, wie es jedem geschieht, der fastet. Ich habe herausgefunden, dass das Beste, was man tun kann, ist, den Magen mit leichter schmackhafter, leicht verdaulicher Kost zu beschäftigen. Manchmal trinke ich, wenn verfügbar, Suppe von jungen Hähnen, und lege mich dann schlafen. Manchmal koche ich mir fünf oder sechs Eier und esse deren Dotter, mit etwas Zimt und Salz besprengt. Manchmal esse ich einige Pistaziennüsse und Rosinen ohne ihre Samen, oder Rosinen und Mandeln mit Fānīd und trinke, wenn verfügbar, ein Zucker- oder Honiggetränk. Während des Winters nehme ich, wenn es kalt ist, ein Glas Wein. Im Allgemeinen sollte man nicht die Nacht in einem hungrigen Zustand verbringen, es sei denn, dass der Magen grobe, rohe und dicke Säfte, deren Abkochung erwünscht ist, enthält.“[204]

Kapitel 6 endet mit einer Aufforderung an seinen unbekannten Auftraggeber, „to do all this“, was er ihm hier empfohlen hat. Da dieser Patient ein Muslim ist, rät er ihm, statt des Weines zwischen einem Drittel und einem halben Ratl verfeinertes Hydromel, also ein Honigwasser, zu sich zu nehmen. Mit diesem Getränk, für welches er in seinen medizinischen Werken zahlreiche Rezepte[205] bereitstellt und welches unter anderem auch den Stuhlgang erleichtert[206], befasst sich Maimonides intensiver in dem nun folgenden Kapitel „On Beverages“ (Über Getränke).

Die Getränke (Kapitel 7)

Zu Beginn dieses Kapitels kommt Maimonides noch einmal darauf zu sprechen, dass der Genuss des Weines und anderer alkoholischer Getränke den Muslimen verwehrt ist, womit sich eine Warnung erübrigt.

---

[204] Maimonides : *On Asthma*, Vol. 1 (G. Bos), Chapter Six, ebd. S.31, Nr. 4.

[205] Z.B. Treatise on the Causes of Symptoms, in: Maimonides Three Treatises on Health, Vol. 4, a.a.O., S. 145f.

[206] Maimonides: *On Asthma*, Vol. 1 (G. Bos), a.a.O., Chapter Nine, S. 41.

Im mittelalterlichen muslimischen Ägypten war der noch von Herodot erwähnte Bierkonsum der Ägypter („Gerstenwein") nicht mehr aktuell. Wegen des höheren Alkoholgehaltes war der Wein bei den Moslems noch mehr tabuisiert als das Bier. Es verwundert darum auch nicht, dass Maimonides nur zweimal in seinem Asthmabuch (Kap. 7 und 9) auf das *nabīdh*, das Fred Rosner mit „Bier"[207] übersetzt, zu sprechen kommt. Dieses *nabīdh,* welches Gerrit Bos (Vol. I) unübersetzt lässt, dient Maimonides ebenso wie der Wein als Mittel, welches das Erbrechen erleichtern soll. Das heutige *nabīdh* wird aus Früchten, meist aus Trauben oder Datteln, zubereitet und ist bei korrekter Zubereitung nicht oder nur leicht berauschend.

Die Einnahme von Wein oder *nabīdh* wirkt nur indirekt über die Erleichterung des Erbrechens positiv auf Asthma. Wein und *nabīdh* sind jedoch alkoholische Getränke, welche, wie Maimonides mehrfach betont, dem Muslim verwehrt sind. Nach Maimonides sind Wein und *nabīdh* für Asthmakranke, vor allem wenn sie in größeren Mengen getrunken werden, grundsätzlich als schädlich zu betrachten.[208] Heine definiert das *nabīdh* als „eine umfassende Bezeichnung für berauschende Getränke"[209]. Die Grundsubstanz dieses arabischen 'Bieres' war im Mittelalter zu Zeiten von Maimonides unter anderem auch Gerste.[210]

In kleinen Mengen, was für Maimonides drei oder vier Gläser sind, darf wohl auch ein Asthmatiker Wein oder *nabīdh* zu sich nehmen, vorausgesetzt dass die Nahrung verdaut ist und im Begriff ist, den Magen zu verlassen. In Maßen genossen, schade der Wein nicht nur nicht, sondern könne gegen viele Krankheiten sogar als Heilmittel verwendet werden. Aus der Sicht von Maimonides weist der Wein (in Maßen genossen) folgende gesundheitsfördernde Eigenschaften auf:

- Verbesserung der Verdauung
- Steigerung der angeborenen Hitze

---

[207] Treatise on Asthma (F. Rosner), a.a.O., Chapter Nine, S. 82, Nr. 13.

[208] Maimonides: *On Asthma*, Vol. 1 (G. Bos), a.a.O., Chapter Seven, Nr. 1, S. 32.

[209] Maimonides: *On Asthma*, Vol. 1 (G. Bos), ebd. Note 1, S. 129, zum Wort *nabīdh* in Chapter Seven, Nr. 1 (S. 32). Zitat in Englisch.

[210] Nach Gerrit Bos, Vol. 1, ebd., Note 1, S. 129 wurde *mizr*, eine der sieben Varianten des nabīdh, im frühen Arabien aus Gerste (from barley) gewonnen. Es fand dabei ein Gärungsprozess statt. Bei anderen Varianten wurde auch Spelt verwendet.

- Austreibung der überflüssigen Säfte (superfluities) mittels Perspiration und Urin.

Auch wenn Muslime keinen Wein trinken dürfen, was Maimonides aus Gründen der Gesundheit bedauert, ist Wein in geringer Menge, zur passenden Zeit getrunken, auf alle Fälle ein Segen für Körper und Seele, in ganz besonderem Maße für ältere Leute, wenn sich der Genuss in sinnvollen Grenzen hält.[211]

Da der Genuss des Weines den Muslimen verwehrt ist, bemüht sich Maimonides, hier in Kapitel 7 und auch in seinen anderen medizinischen Werken ein Getränk ausfindig zu machen, „welches den Wein bis zu einem bestimmten Grad ersetzen kann."[212] Es handelt sich um ein Getränk, das Maimonides ganz speziell für seinen Patienten und Auftraggeber kreiert und den Bedürfnissen seiner Asthma-Krankheit angepasst hat. Die Grundsubstanz dieses Getränkes besteht aus Honig, der mit Gewürzen schmackhaft gemacht ist. Er empfiehlt seinem „Meister" dieses Getränk von höchster Vollkommenheit mit dem Hinweis, dass es von den Ältesten (der jüdischen oder moslemischen Gemeinschaft?) unter seiner Beobachtung zusammengestellt wurde. Nun die von Maimonides seinem Meister gelieferte Rezeptur. Ich zitiere:

„Nimm ein halbes Mudd Kichererbsen (am besten die schwarzen), wasche den Staub weg und weiche sie die Nacht durch ein in fünf ägyptischen *Ratls* von reinem Wasser. Koche am nächsten Morgen die Kichererbsen, bis sie nicht mehr hart sind, doch warte nicht, bis sie vollständig aufgeweicht sind. Siebe die Flüssigkeit in ein Ratl des feinsten weißen Bienenhonigs, setze es auf ein niedriges Feuer [und lass es köcheln] und entferne von dem Schaum Stück für Stück. Und wenn kein Schaum mehr übrig ist, dann füge eine halbe Unze Ochsenzunge [*Borago officinalis*], drei Stängel kultivierter Minze and Gewürze, die zum Alter des Patienten, zu seinem Temperament und zu den Bedingungen seiner Organe passen, hinzu."[213]

Es scheint, dass Maimonides dieses eben beschriebene Rezept nicht nur dem Auftraggeber des Asthmawerkes, seinem „Meister", zur Verfügung stellte. Denn einen Absatz weiter kommt ihm der Gedanke, dass „my

---

[211] Maimonides: *On Asthma*, Vol. 1 (G. Bos), ebd., Chapter 7, S. 32f, Nr. 1.
[212] Maimonides : *On Asthma*, Vol. 1 (G. Bos), ebd., Chapter 7, S. 33, Nr. 2.
[213] Maimonides : *On Asthma*, Vol. 1 (G. Bos), ebd. Chapter 7, S. 33, Nr. 2.

master“ zu den eben geschilderten Bestandteilen des Rezeptes eine halbe Unze Venushaar[214] dazutun sollte. Die anschließend geschilderten weiteren Ingredienzien des Rezeptes, nämlich zwei Dirhams Zimtrinde, je ein halbes Dirham geklopfter Ingwer, Mastix[215], Muskatblüte, Narde (wohl Nardenöl), ein Viertel Dirham Safran[216], sind wohl am Asthmafall seines „Meisters“ ausgerichtet. Wie auch an anderen Stellen des medizinischen Werkes von Maimonides sind auch die Bestandteile dieses Rezeptes so lange zu bearbeiten, „bis die Flüssigkeit die Konsistenz des feinsten Sirup annimmt.“[217] Bei diesem „Julep“ handelt es sich um ein gesüßtes Mischgetränk, „hergestellt aus verschiedenen medizinischen Präparaten, die in der Regel in Form eines Teiges“[218] gemacht wurden. Das fertige Getränk kann dann der „Master“ ohne weitere Vermischung mit Wasser, Wein oder sonstigen Elementen problemlos trinken. Der moderne Julep wird auch mit Zucker getrunken. Es schmeckt allerdings auch gut, wenn man diesen mit Wasser vermischt, am besten mit kaltem Wasser im Sommer und mit warmem Wasser im Winter. Wenn man dieses Getränk vermischt, sollte man es nicht sofort nach der Mischung trinken, sondern wenigstens eine Stunde lang warten. Statt der Pfefferminze, welche offensichtlich ein weiterer Bestandteil des Getränkes ist, empfiehlt Maimonides seinem „Master“ Wasserminze. Wenn man aber Pfefferminze beibehalten wolle, sollte der „Master“ die Menge der Pfefferminz höher ansetzen, als das allgemein in diesem Rezept üblich ist.[219]

Nach diesen seinem „Master“ gemachten zusätzlichen Empfehlungen kommt Maimonides auf die spezielle Problematik des Trinkwassers zu sprechen. Er steht diesem in seinem medizinischen Werk mit großer Vorsicht gegenüber. Diese Skepsis dem Wasser gegenüber ist durchaus verständlich in einer Kultur, in welcher bei weitem nicht ausschließlich geklärtes Grundwasser, sondern vielfach Wasser aus – nicht immer

---

[214] Lateinische Bezeichnung *Adiantum capillus Veneris*.

[215] Nach G. Bos: On Asthma, Vol. 1, a.a.O., Harz der *Pistacia lentiscus*.

[216] Nach G. Bos ebd. *Crocus sativus*.

[217] Maimonides : *On Asthma*, Vol. 1 (G. Bos), ebd., Chapter 7, S. 34, Nr. 2.

[218] Sami Khalaf Hamarneh und Glenn Sonnedecker: A Pharmaceutical View of Abulcasis al Zahrāwī in Moorish Spain. With Special Reference to the Adhān, Janus Supplement 5, Leiden 1963, S. 135. Zum Sirup und seinen diversen Varianten äußert sich Maimonides auch in diversen Passagen des The Regimen of Health, Medical Writings Vol. 4, S. 44,56,58, 139 und 146.

[219] Maimonides: *On Asthma*, Vol. 1 (G. Bos), a.a.O., Chapter 7, S. 34, Nr. 2.

sauberen – Flüssen und Seen und sogar Regenwasser zum Trinken verwendet wurde. Auch in dem Kapitel „On beverages“ (Über Getränke) des Asthmabuches macht Maimonides Leute, die beim Mahl unbedingt Wasser trinken wollen, darauf aufmerksam, dass das Wasser „die Nahrung in rohem Zustand belasse, weil diese eine Barriere zwischen dem Wasser und dem Magen bildet, so dass die Nahrung schwimmt und nur schlecht verdaut wird.“[220] Wer also nicht auf diese schädliche Gewohnheit verzichten will, sollte so wenig Wasser als möglich beim Essen trinken und das Trinken so lange wie möglich hinausschieben. Am besten trinkt man Wasser erst zwei Stunden nach dem Mahl. Wenn man schon Wasser trinken will, sollte es nach Maimonides folgende Eigenschaften aufweisen: süß, sauber, leicht, geschmacklos, Wasser aus fließenden Gewässern vom gleichen Tag. Und nun gibt Maimonides den Wassertrinkern einen wichtigen Tip, der nach wie vor auch heute – nicht zuletzt in Ländern mit unterentwickelter Infrastruktur und selbst in entwickelten Regionen mit hoher Umweltverschmutzung – höchst aktuell ist: Man sollte das Wasser „ein paar Mal“ abkochen, abkühlen lassen und erst dann trinken. Damit verliere das (evtl. verschmutzte) Wasser viel von seiner Schädlichkeit. Das gleicht „viel von der Fäulnis, welche seiner Art anhaftet“[221], wieder aus. Da nun das Wasser auch in der Epoche des Maimonides meist verschmutzt oder mit schädlichen Keimen infiziert ist, sollte man beim Kochen des Wassers geschälte Lakritze (aus Süßholz gewonnen) ins Wasser geben. Wenn man Mastix dazu nimmt, werden Geruch und Geschmack des Wassers intensiviert. Mastix ist das Harz des Mastix-Pistazienbaumes (*Pistacia lentiscus*). Da Mastixharz 2 % ätherische Öle enthält, hat es eine desinfizierende Wirkung. Mastix ist schon im Buch *Genesis* des Alten Testamentes (37,25 und 223,11) genannt.[222]

Auch beim Kochen des Wasser ist auf Reinlichkeit und Hygiene zu achten: Das Wasser sollte in einem neuen polierten Topf kochen. Wenn

[220] Maimonides: *On Asthma*, Vol. 1 (G. Bos), ebd., Chapter 7, S. 34, Nr. 3.
[221] Maimonides : *On Asthma*, Vol. 1 (G. Bos), ebd., Chapter 7, S. 35, Nr. 3. Fragen zur Nutzung des Wassers greift Maimonides immer wieder auf in zahlreichen Passagen des «Treatise on the Regimen of Health» (Vol. 4), a.a.O., S. 21,25, 28, 46, 54, 57, 73f, 78f.
[222] http://de.wikipedia.org/wiki/Mastix und Lucien F. Trueb, Ulrich Wyss: *Mastix von Chios - ein begehrtes Baumharz,* in: *Naturwissenschaftliche Rundschau.* 59, Nr. 6, 2006, S. 297–302.

man alle diese Regeln nach Maimonides beachtet, dann stärkt gutes Wasser die inneren Organe und tut auch dem Magen gut, bereits eine kleine Menge löscht den Durst. Adäquates Wasser kann bei manchen Krankheiten nach Maimonides sogar als Diät eingesetzt werden.[223]

Maimonides hat nicht nur Vorbehalte gegen kaltes, sondern auch gegen lauwarmes Wasser. Beide schaden der Verdauung vor allem alter Leute. Es schwächt vor allem den Magen und es löscht nicht einmal in kleinen Mengen den Durst. Am besten trinkt man kaltes Wasser, das aber nicht so kalt sein sollte, dass man davor zurückscheut, und das nicht so kalt ist wie Eis. Ein solches Wasser ist besonders erlesen, wenn man Durst hat und vor allem geeignet für einen Patienten mit einem warmen Temperament (Sanguiniker).[224] Doch auch hier gilt nach Maimonides: Wasser sollte nie im Übermaß, sondern in einer mäßigen Menge getrunken werden, dann ist es auch der Verdauung förderlich, „steigert und fördert den Appetit, rötet die Haut- und Gesichtsfarbe, hält davon ab, Opfer von Fiebern und akuten Krankheiten zu werden, verhindert die Entzündung des Herzens und Magens sowie die Fäulnis des Blutes in den Venen."[225] Gegenteilige Effekte hat, wie schon erwähnt, lauwarmes Wasser. Es führt bei regelmäßiger Einnahme auch zu einer grünlich-gelben Haut- und Gesichtsfarbe und sogar zur leichteren Bildung von Abszessen in Milz und Leber. Bei Wasser ist also nach wie vor Vorsicht geboten.[226]

Therapien für Retention und Entleerung - Stuhlgangprobleme (Kapitel 9)

Fragen der Verdauung, Verstopfung und überhaupt des Stuhlgangs spielen nicht nur im Asthmabuch, sondern überhaupt in den verschiedenen medizinischen Abhandlungen von Maimonides eine große Rolle. Es gibt kein Thema, das so ausführlich und so intensiv immer wieder neu aufgenommen und sehr oft auch im Zusammenhang mit Ernährungsfragen erörtert wird. Man kann also mit Recht sagen, dass die in Kapitel 9 so ausführlich dargestellte „Sachgemäße Therapie der Zurückhaltung und Entleerung"[227] eine zentrale Stellung im medizinischen Werk von

[223] Maimonides : *On Asthma*, Vol. 1 (G. Bos), ebd., Chapter 7, S. 35, Nr. 3.
[224] Maimonides : *On Asthma*, Vol. 1 (G. Bos), ebd. Chapter 7, S. 35, Nr. 3 (Mitte).
[225] Maimonides : *On Asthma*, Vol. 1 (G. Bos), ebd., Chapter 7, S. 35f, Nr. 4.
[226] Maimonides : *On Asthma*, Vol. 1 (G. Bos), ebd., Chapter 7, S. 36, Nr. 4.
[227] In der englisch-arabischen Ausgabe von Gerrit Bos, Vol. 1, ebd., Chapter Nine „On the [proper] regimen for retention and evacuation" (S. 40).

Maimonides einnimmt. Wie in der Frage der getrennten Aufnahme bestimmter Gerichte (Trennkost) ist auch hier die auf die Antike zurückgehende Lehre von den Körpersäften ein wichtiger Bestandteil der Lehre von Verdauung und Stuhlgang.

An den Anfang des „Chapter Nine“ stellt Maimonides die These, dass „schlechte Körpersäfte“[228] zu schlechter Verdauung und schlechtem Stuhlgang führen. Der Arzt muss also, wenn er dieses Ungleichgewicht der Körpersäfte erkennt, darauf hin wirken, dass der Stuhlgang (wieder) „weich oder beinahe weich“ wird. Wenn der Stuhl über mehrere Tage hin trocken ist, muss man durch die geeignete Therapie, vor allem durch die richtige Ernährung, dafür sorgen, dass er wieder weich wird.

Der arabische Arzt Abū Marwān Ibn Zuhr[229], bekannter unter dem Namen Avenzoar (1191 – 1161), Lehrer von Averroes, empfiehlt folgendes Rezept als Mittel der Stuhlerweichung:

Zehn Dirhams Indische Tamarinde (*Tamarindus indica*) in ausreichend warmem Wasser einweichen, dann drei Viertel Dirham gemahlenen chinesischen Rhabarber 24 Stunden einweichen und in eine Unze Saft von Zitronenschalen (Citrus lemon) hineinseihen.[230] In der Abhandlung „The Regimen of Health“ verweist Maimonides auf ein Rezept zur Erweichung des Stuhlgangs, welches mit demjenigen von Ibn Zuhr weitgehend identisch ist. Auch diese Medikation enthält als Hauptbestandteile, allerdings in anderer Dosierung, 1 Dram[231] zerstoßenen Rhabarber und 1 Unze gereinigte indische Tamarinde. Anders als beim Rezept von Ibn Zuhr wird diese Mischung nicht in eine Unze Zitronenschalensaft, sondern in mehr als drei Unzen gefilterten Rosensirup hineingeseiht. Nach der Fertigstellung dieses Konglomerats sollte der Kranke sechs Stunden warten, bis er dieses Rezept einnimmt.[232] So

---

[228] Mit den schlechten Körpersäften, den *bad humours*, setzt sich Maimonides auch in Chapter Seven „Conditions of Dryness, Wetness, and Bad Humours“ des Werkes *The Art of Cure. Extracts from Galen*, Vol. 5 (Haifa 1992), a.a.O., S. 82-98 intensiv auseinander.

[229] http://www.eslam.de/begriffe/i/ibn_zuhr.htm.

[230] Maimonides: *On Asthma*, Vol. 1 (G. Bos), a.a.O., Chapter Nine, S. 40, Nr. 1.

[231] Dram, wohl von Drachme abgeleitet, war nicht nur ein antikes Münz-, sondern auch Gewichtsmaß.

[232] Maimonides “The Regimen of Health”, Vol. 4, a.a.O., S. 54, Nr. 3.

lange Wartezeiten finden sich bei Maimonides immer wieder auch bei anderen Rezepten.

Bei ganz hartem Stuhlgang empfiehlt Maimonides in „The Regimen of Health" als „bestes Heilmittel" die *cassia fistula* (Indischer Goldregen), für welche er auch eine ausführliche Rezeptur mit weiteren Bestandteilen, nämlich Ochsenzunge, Lakritze, Schalen von Mädchenhaar, Berberitzensamen, Altheasamen, frische Rosenblüten und Kernen von Dillenkraut, bietet.[233] Die Filterung erfolgt mit einer Unze Zucker. In „The Regimen of Health" folgen noch weitere Rezepturen gegen harten und schlechten Stuhlgang, welche genauso wie das Cassia-Fistula-Rezept nicht ausschließlich für Asthmatiker vorgesehen sind.[234]

Maimonides akzeptiert dieses im Asthma-Werk beschriebene Rezept von **Ibn Zuhr** (siehe oben), will es aber auf Personen mit dünnen Säften, auf junge Leute und auf Menschen, die in heißen Ländern leben, beschränken. Für Leute mit dicken bzw. zähflüssigen Säften, für alte Leute und besonders für Asthmatiker hält er allerdings das von Galen entwickelte Rezept zur Stuhlgangserweichung für wirksamer. Dieses Präparat von Galen setzt sich aus drei Hauptbestandteilen zusammen, nämlich aus den Herzen getrockneter Feigen, den Herzen der Öldistel (Färberdistel) und aus Rosinen oder der Winde (Convolvulus arvensis), im Arabischen als *Lablāb saghīr* bekannt.[235] Hier die genaue Rezeptur nach Galen:

5 Dirhams Öldistelherzen, 8 Dirhams Salz, 20 Dirhams Herzen von getrockneten Feigen und die bereits genannten Rosinen oder alternativ die Winde. Alle Bestandteile in einem Stein- oder Holzmörser zerstoßen, nach vollkommener Durchmischung ist diese Flüssigkeit mit einigen Schlücken von warmem Wasser einzunehmen. Diese Mixtur erleichtert den Stuhlgang extrem und hilft nach Galen vor allem älteren Leuten.[236]

Zu diesem auf Galen zurückgehenden Rezept bietet Maimonides eine wohl von ihm selbst stammende Alternative:

Die (bereits oben genannte) Winde einweichen, auspressen und ein halbes Ratl mit zwei Unzen Bienenhonig durchseihen, es macht den Stuhlgang sehr weich. In ähnlicher Weise, wenn man eine Haselnuss

---

[233] Maimonides "The Regimen of Health", Vol. 4, ebd., Nr. 4.
[234] Maimonides "The Regimen of Health", Vol. 4, ebd., S. 54-58, Nr. 4-11.
[235] Maimonides: *On Asthma*, Vol. 1 (G. Bos), ebd., Chapter 9, S. 41, Anm. 5.
[236] Maimonides: *On Asthma*, Vol. 1 (G. Bos), ebd., Chapter 9, S. 40f, Nr. 2.

vom Terpentinharz schluckt, wird der Stuhl weich ohne Schaden. Dieses Rezept „reinigt alle inneren Organe, nämlich Leber, Milz, Nieren, Harnblase und Lungen."[237]

Das Rezept ist abwechselnd einzunehmen. Weitere Rezepte mit vergleichbarem Effekt basieren vor allem auf der Runkelrübe, die man mit Gerstenbrei und viel Ölivenöl schmackhaft macht, auf Zitronensaft sowie auf dem Herz der Öldistel und Runkelrübe. Auch der schon mehrfach erwähnte Hydromel, der hier neben anderen Bestandteilen mit Zucker zubereitet wird, kann gegen einen allzu harten Stuhlgang mobilisiert werden. Maimonides überlässt es der freien Entscheidung seines hochgestellten Patienten, das Heilmittel aus den vorgeschlagenen auszuwählen, welches sich für seine körperliche Verfassung, sein Alter und die Jahreszeit am besten eignet.[238] Vermutlich geht Maimonides davon aus, dass sein Patient, bevor er eine solche Entscheidung treffen kann, alle diese hier empfohlenen Rezepturen zuvor ausprobiert hat.

Maimonides hat in der schwierigen Stuhlgangsfrage an alles gedacht und auch in Erwägung gezogen, dass eines der hier angeratenen Präparate allzu gut wirkt und der Stuhl weicher wird, als sich das Arzt und Patient gewünscht haben. Falls ein solcher Zustand des allzu weichen Stuhlgangs einige Tage anhalten sollte, dann sollte der Patient weniger Nahrung zu sich nehmen und eines der allgemeinen adstringierenden (verstopfenden) Gerichte - aus Substanzen des Gerberstrauches (Rhus coriaria), unreifen sauren Trauben, getrockneten Rosinen mit ihren Samen und Granatäpfeln, mit Runkelrübenribs zubereitet – wählen. Das Ganze ist in Quitten und Rosenwasser zu kochen.[239] Rosinen haben nach Dioskurides, einem griechischen Militärarzt und Pharmakologen des 1. Jahrhunderts nach Chr. in römisch-kaiserlichen Diensten, adstringierende Eigenschaft, Rosinen von weißen noch mehr als solche von roten Trauben.[240] Sie passen also in besonderem Maße zu Rhus coriaria und zu Granatäpfeln. Letztere empfiehlt Maimonides seinen muslimischen Haremsbesitzern auch als Aphrodisiacum.

---

[237] Maimonides: *On Asthma*, Vol. 1 (G. Bos), ebd., Chapter 9, S. 41, Nr. 2.

[238] Maimonides: *On Asthma*, Vol. 1 (G. Bos), ebd., Chapter 9, S. 41, Nr. 3. Auch bei der heiligen Hildegard erfolgt die Ernährung «im Einklang mit den Jahreszeiten» (Heidelore Klug: Hildegard von Bingen – Ernährungslehre, a.a.O., S. 95-114.

[239] Maimonides: *On Asthma*, Vol. 1 (G. Bos), ebd., Chapter 9, S. 41f, Nr. 4.

[240] Maimonides: *On Asthma*, Vol. 1 (G. Bos), ebd., Chapter 9, S. 42, Nr- 5.

Nicht immer reichen rein pflanzliche Produkte gegen schweren Stuhlgang und gegen Verstopfung. In zahlreichen Fällen können sie bei Maimonides ihre Wirksamkeit erst nach einer biologischen Metamorphose entfalten, als Sirup, Saft, Klistier oder auch als Abführmittel. Aus einer offensichtlich größeren Palette von Sirupen und Dicksäften empfiehlt Maimonides seinem unbekannten Asthma-Patienten Apfel-, Quittensirup und „andere ähnliche adstringierende verdickte Fruchtsäfte." Die richtige Art und Dosierung schaffen die „meisten intelligenten Stadtmenschen in den Ländern, wo medizinische Praxis ein alltägliches Phänomen ist"[241], allerdings evtl. auch ohne einen kompetenten Arzt. Auf ärztliche Hilfe können diese aber bei der Auswahl und Einnahme von stark wirkenden Abführmitteln nicht verzichten. Als Beispiele für solche Abführdrogen nennt er: Kürbisbrei (*cucurbita silvestris*), **Turpeth** (*Ipomoea turpethum* R. Brown), *Convolvulus scammonia*, eine Windenart, die heute am Rande von Gestrüpp und Wäldern im östlichen Mittelmeerraum und in Anatolien gedeiht. Diese scharfen Stoffe sollten auf keinen Fall ohne den Rat des Arztes eingenommen werden, ein berechtigter Rat, der sich auch in der Abhandlung des „Regimen of Health"[242] findet. Vor allem ältere Leute sollten nach Galen beim Konsum von Abführ- und Antidurchfallpräparaten extreme Vorsicht walten lassen[243] und, obwohl „einige Ärzte sich oft irren"[244], für eine solche Therapie einen kundigen Arzt heranziehen. Offensichtlich gab es auch in der Umgebung von Maimonides Fälle massiver Verdauungsstörungen, bei denen weder die oben genannten pflanzlichen Drogen noch starke Abführmittel ausreichend wirksam waren. Denn nach seinen Erörterungen über die Abführmittel kommt Maimonides ziemlich ausführlich auf die Anwendung von Klistieren, wohl in Form von Darmspülungen, zu sprechen. Klistiere haben bei Maimonides (wie auch bei seinem antiken Vorbild Galen) den Hauptzweck, (schädliche) Körpersäfte zu entleeren. Gegenüber den Abführmitteln haben sie nach Maimonides die Eigenschaft, dass sie die Organe, auch die Organe des Nahrungstraktes, die *nutritive organs*, nicht

---

[241] Maimonides: *On Asthma*, Vol. 1 (G. Bos), ebd., Chapter 9, S. 42, Nr- 5, Text der englischen Ausgabe : „the matter is well known to most intelligent urban folk in those countries where medical practise is a common phenomenon."

[242] *Regimen of Health*, Vol. 4, a.a.O., Second Chapter, S. 42f, Nr. 5 und 6, Fourth Chapter, S. 77, Nr. 6.

[243] Maimonides : *On Asthma*, Vol. 1 (G. Bos), a.a.O., Chapter 9, S. 42f, Nr. 5.

[244] *Regimen of Health*, Vol. 4, a.a.O., Fourth Chapter, S. 77, Nr. 7.

schädigen und Leiden verursachen. Klistiere eignen sich in besonderem Maße, um trockenen Stuhl weich zu machen und zu beheben. Nicht geeignet für die Behandlung von trockenem Stuhl sind dagegen Abkochungen bzw. Absude, denn sie lockern den Magenbelag und führen zu Brechreiz.[245] Bei den Klistieren unterscheidet Galen, auf den sich hier Maimonides wieder einmal stützt, zwei Gruppen, nämlich solche, welche der Erhaltung der Gesundheit dienen, und solche, die man zur Heilung einer Krankheit braucht. Maimonides will aber bevorzugt die Klistiere behandeln, welche sich auf das Asthma seines Patienten, für den das Asthmabuch verfasst wurde, beziehen. Im Folgenden nennt Maimonides jedoch die Bestandteile eines Klistiers, welche Leute mit festem, trockenen Stuhlgang und Problemen bei der Stuhlentleerung nehmen sollten:

Klistier Nr. 1: Zwei Unzen Honig, ein halbes Ratl Wasser, eine Unze feines Olivenöl und ein Dirham Natron (Natriumbikarbonat). Alle Bestandteile erhitzen und als Klistier verwenden. Wer die trockenen Rückstände weich machen oder mild machen will, sollte die Dosis des Olivenöls vermehren. Wenn man die klebrige Flüssigkeit austreiben will, dann sollte man die Honig- und Natrondosis erhöhen.[246]

Es scheint, dass auch die beiden weiteren von Galen stammenden Klistier-Rezepte für Patienten gedacht sind, welche diese vor allem zur Erhaltung ihrer Gesundheit und wohl auch zur Linderung ihres Asthma verwendeten.

Klistier Nr. 2 von Galen: Ein halbes Ratl Runkelrübensaft, zwei Unzen feines Olivenöl. Beide erhitzen und als Klistier verwenden.

Klistier Nr. 3 von Galen: Weizenkleie in soviel Wasser einweichen, um diese zu überdecken, kochen, bis ein Drittel des Wassers verdampft ist, sie durchseihen, bis man eine klebrige Masse hat, Olivenöl dazu tun und als Klistier verwenden. Dieses Klistier hilft auch bei ganz hartem Stuhl. Alle drei Klistiere dienen auch in hohem Maße der Erhaltung der Gesundheit.

Es gibt weitere Klistiere, welche Maimonides wohl auch dem antiken Arzt Galen verdankt. Sie enthalten vorwiegend Schleim von Leinsamen und Bockshornklee. Seine verdauungsfördernde Wirkung beruht vor

---

245 Maimonides: *On Asthma*, Vol. 1 (G. Bos), a.a.O., Chapter 9, S. 43, Nr. 6.
246 Maimonides: *On Asthma*, Vol. 1 (G. Bos), ebd., Chapter 9, S. 43, Nr. 6.

allem „auf den vorhandenen ätherischen Ölen.“[247] Beide Ingredienzien werden mit Olivenöl, Hähnchenfett und Rübensaft versetzt. Auch sie dienen der milden Stuhlentleerung ohne schädliche Nebenwirkungen. Für ältere Leute empfiehlt Maimonides die Beimischung von etwas Honig oder Wabenhonig.[248] Jungen Leuten, vor allem denen, die ein „heißes Temperament“ besitzen, rät er vom Konsum des Honigs ab, mit der Begründung, dass dieser sich rasch in rote Galle verwandle.[249]

Der Schleim von Leinsamen tut vor allem Leuten gut, die an hektischem Fieber leiden, zudem lindert er die schlechten Körperflüssigkeiten. Der regelmäßige Gebrauch von Klistieren reinigt das Gehirn und die Därme; er verzögert das Altern, verbessert die Verdauung und verhindert viele Krankheiten.[250] Die Verwendung von Klistieren ist allerdings von relativ geringem Nutzen für die Erhaltung der Gesundheit, wenn es nicht gelingt, die beiden fundamentalen „superfluities“ zurückzuhalten. Die zu lange Verweildauer der Fäkalien im Körper verderben die Körpersäfte dadurch, dass die Dämpfe zum Gehirn hinaufsteigen und die Pneumas (spirits) ausbreiten und damit zur Fäulnisbildung im Körper und zur (weiteren) Verschlechterung der Verdauung führen. Vergleichbare Wirkungen erlebt der, welcher den Urin zu lange zurückhält.[251]

Man könnte glauben, dass der gezielte Einsatz von pflanzlichen Drogen, Dicksäften, Sirups und Klistieren wahrlich ausreicht, um selbst ernste Probleme der Verdauung und des Stuhlgangs unter Kontrolle zu bringen. Doch man staunt, wenn man erfährt, dass es ganz extreme Fälle im Patientenkreis von Maimonides gibt, wo nicht einmal starke Klistiere helfen. Es gab offensichtlich bereits in der Zeit des Maimonides Fälle, bei denen nach Auffassung der antiken und mittelalterlichen Ärzte nicht nur der Aderlass, sondern auch das mehr oder weniger regelmäßige Erbrechen von Speisen, wie es auch für das alte Rom überliefert ist, unverzichtbar gewesen sein soll. Noch mehr in Erstaunen versetzte mich die Aussage von Maimonides, das Erbrechen wäre notwendig zur Aufrechterhaltung der Gesundheit und trüge sogar zur Heilung diverser

[247] Renate Germer: Die Heilpflanzen der Ägypter, a.a.O., S. 46. Auf S. 47 ist der Bockshornklee abgebildet.
[248] Maimonides : *On Asthma*, Vol. 1 (G. Bos), a.a.O., Chapter 9, S. 44, Nr. 7.
[249] Maimonides: *On the Regimen of Health*, a.a.O., First Chapter, S. 27, Nr. 9.
[250] Maimonides : *On Asthma*, Vol. 1 (G. Bos), a.a.O., Chapter 9, S. 44, Nr. 8.
[251] Maimonides : *On Asthma*, Vol. 1 (G. Bos), ebd. Chapter 9, S. 45, Nr. 9.

Krankheiten bei. Da könnte man ja glauben, dass sich im mittelalterlichen Ägypten viele wohl asthmakranke Leute so falsch ernährten, dass sie die verdauten Nahrungsmittel nur noch über das Erbrechen aus ihrem Körper schaffen konnten. Wenn man bei Maimonides weiterliest, dann scheint das Erbrechen (ebenso wie der Einsatz von Klistieren) jedoch in der muslimischen Medizin des Mittelalters eine allgemein gebräuchliche Methode zur Erhaltung der Gesundheit gewesen zu sein. Nur der sollte vom Erbrechen Abstand nehmen, der nicht daran gewöhnt ist oder wenn er an einer Erkrankung des Gehirns oder der Augen leidet. Den Hauptgrund für die Notwendigkeit des Erbrechens führt Maimonides auf die überflüssigen Schleimstoffe, die sich unvermeidlich im Magen und in den Därmen entwickeln, zurück. Überflüssiger im Körper zurückbleibender Schleim macht sich breit zwischen der Nahrung und dem Magen bzw. Därmen und erschwert die Verdauung, so dass Nahrung verdorben wird.[252]

Maimonides ist in seiner positiven Beurteilung des Erbrechens auch von den antiken Ärzten, nicht zuletzt von Galen, abhängig. Die antiken Ärzte empfahlen das Erbrechen in Verbindung mit anderen (medizinischen) Regeln als Dauereinrichtung einmal, manche sogar zweimal im Monat, und zwar nach dem Mahl. Vor dem Erbrechen sollte man aber Nahrung mit einem starken Geschmack einnehmen. Damit sollte möglichst viel Schleim ohne Schaden aus dem Magen befördert werden.[253]

Wahrscheinlich hätten auch die meisten Zeitgenossen des Maimonides weder scharfe Klistiere noch regelmäßiges Erbrechen gebraucht, wenn sich diese nicht unvernünftig ernährt hätten. Doch neigten damals (und sicher auch schon vor Maimonides) viele nicht gesund lebende Menschen dazu, scharfe Nahrungsmittel wie gesalzenen Käse, Murrī und Sīr zu verzehren. Manche Lebensmittel, welche wir heute ohne Bedenken konsumieren, versieht Maimonides mit dem Etikett „gesundheitsschädlich“. Maimonides war allerdings nicht der einzige mittelalterliche Arzt, der alten gesalzenen Käse für schädlich hielt. Beim Murrī handelt es sich um ein auf Getreide basierendes Präparat, das man oft irrtümlich mit dem Garum, „the fish-based condiment of classical world“, in Verbin-

---

[252] Maimonides : *On Asthma*, Vol. 1 (G. Bos), ebd. Chapter 9, S. 45f, Nr. 10.
[253] Maimonides : *On Asthm*a, Vol. 1 (G. Bos), ebd., Chapter 9, S. 46f, Nr. 11.

dung brachte.[254] Sīr ist ein Gewürz, das man bei kleinem Fisch zubereitet. Man nennt dieses ′sihnātun.“[255]

In den letzten Absätzen des 9. Kapitels des Asthmabuches kommt Maimonides noch einmal auf das **Erbrechen** zurück. Seine diesbezüglichen Empfehlungen sind aber sehr vage gehalten, zumal er die Erbrechensgewohnheiten seines hochgestellten Patienten und Mandanten wohl gar nicht kennt. Maimonides rät diesem darum zum „common way“ der Reinigung der Magenhöhle und des Erbrechens der überflüssigen Körpersäfte. Hier die Rezeptur:

Zwei oder drei geschälte Radieschen[256] auf die Größe von Haselnüssen schneiden, dann eine Unze Dill (*Anethum graveolens*) in einem Ratl Wasser kochen, zu den aufgeschnittenen Radieschen zwei oder drei Unzen Bienenhonig und eine Unze oder etwas mehr sehr sauren Weinessig, je nach Stärke, hinzufügen und über Nacht stehen lassen. Am kommenden Morgen sollte dann der, welcher brechen will, ungesäuertes Brot zusammen mit verschiedenen Arten von Nahrung, z.B. gesalzenen Fisch, Murrī, Melonen, Aprikosen, Radieschen, Zwiebel etc. speisen. Nachdem sich der zum Brechen bereite Kandidat noch mehrere Speisen einverleibt hat, sollte dieser seine Augen bandagieren, seinen Bauch unterhalb des Magens befestigen, lauwarmen Saft trinken, ein wenig warten und dann von einem höheren Platz aus erbrechen und nichts mehr im Magen zurücklassen. Der beste Zeitpunkt dafür ist der Mittag. Im Winter sollte das am besten im Badhaus geschehen und der Patient sollte dann einige Stunden lang nichts essen. Wer nach dem Brechen Durst hat, sollte Apfelsaft und nichts anderes trinken. Wer hungrig ist, sollte junge Hähnchen, kleine Vögel oder Tauben speisen. Einige Tage lang sollte man sich mit qualitativ hochwertigen Lebensmitteln ernähren, um den Magen wieder zu kräftigen.[257] Bei bestimmten Patienten rät Maimonides, den Magen mit dem auf Ochsenzunge basierendem Oxy-

---

[254] Maimonides: *On Asthma*, Vol. 1 (G. Bos), ebd., Chapter 9, S. 47, Nr. 12.

[255] Maimonides: *On Asthma*, Vol. 1 (G. Bos), ebd. zu Chapter 9, S. 132, Note 36 zu S. 47, siehe auch Edward William Lane: Arabic-English Lexicon, 2 Vol., London 1863-1879, Vol. 2, S. 1754.

[256] In der gegenwärtigen Naturheilkunde wird allgemein der schwarze Rettichsaft als Heilmittel gegen starke Verstopfung auch bei weit fortgeschrittener Krankheit empfohlen.

[257] Maimonides: *On Asthma*, Vol. 1 (G. Bos), a.a.O., Chapter 9, S. 47f, Nr. 13.

mel und heißem Wasser zu reinigen. Es gibt auch Patienten, die bereits mit Gerstenbrei allein oder auf Grund der Einnahme verschiedener Arten von Nabīdh oder Wein erbrechen können[258].

Für einen pragmatischen Arzt wie Maimonides ist weder Klistier noch Erbrechen ein Allheilmittel und schon gar nicht bei Asthma. Es gibt allerdings schon auch bei ihm Krankheiten, nicht zuletzt Entzündungen aller Arten, bei denen Einläufe bzw. Klistiere sogar lebensnotwendig sind. Auch heute muss man z.B. bei einer akuten fortgeschrittenen Bauchspeicheldrüsenentzündung neben anderen Erstmaßnahmen eine sofortige Darmentleerung durch Einlauf oder Klistier durchführen.[259] Es gibt aber heute je nach Krankheit effektivere Verfahren an Stelle von Klistier, Einlauf und Erbrechen. Maimonides nennt ausdrücklich drei triftige Gründe, bei welchen man auf das Erbrechen – und wohl auch auf Klistiere - verzichten sollte:

- Patient findet Erbrechen schwierig und er ist es nicht gewohnt.
- Die Schwäche bestimmter Organe
- Nebenwirkungen des Erbrechens bei bestimmten Patienten.[260]

Wenn einer oder mehrere dieser drei Gründe vorliegen, dann sollte der Patient jeden fünften Tag eine Unze Rosenkonserven (*conserva rosarum*) mit einer Unze Oxymelsirup aus Samen[261] einnehmen. Wie oben schon erwähnt, weist der Oxymel die beiden Grundsubstanzen Essig und Honig auf. Nach einer kleinen Weile sollte der Patient dann säurereiche Nahrung zu sich nehmen. Diese „reinigt den Magen vom Schleim und befreit ihn vom Brechreiz."[262]

Im gesamten Krankheitskonzept von Maimonides wirkt im Hintergrund auch im Asthmawerk die antike Temperamentenlehre entscheidend mit. Bestimmte Medikamente, Absude, Klistiere, Erbrechungsmethoden

[258] Maimonides: *On Asthma*, Vol. 1 (G. Bos), ebd., Chapter 9, S. 49.
[259] Helmut Löffler : Das Hausbuch der Naturheilkunde, 2. Auflage, Wien-München etc. 1975, S. 115f.
[260] Maimonides: *On Asthma*, Vol. 1 (G. Bos), a.a.O., Chapter 9, S. 49, Nr. 13.
[261] „Oxymel of seeds" findet man bei Maimonides: *On Asthma*, Vol. 1 (G. Bos), ebd. Chapter 9, Nr. 13, S. 49 und *On Asthma*, Vol. 2 (G. Bos), a.a.O. Vgl. Glossary I: Arabic-Hebrew-English, S. 552 mit dem arabischen Quellwort und den hebräischen Übersetzungen bei Benveniste, Sharibi und dem Anonymus.
[262] Maimonides: *On Asthma*, Vol. 1 (G. Bos), ebd., Chapter 9, S. 49, Nr. 13. Zum Oxymel-Sirup von Ibn Zuhr vgl. *Treatise on the Regimen of Health*, Vol. 4, a.a.O., S. 55.

gelten fast immer für einen bestimmten Temperamenttyp. Auch der im Asthmabuch mehrfach genannte **Oxymel** macht hier keine Ausnahme. Ein Patient mit heißem Körper und phlegmatischem Temperament, also ein heißer Phlegmatiker, sollte z.B. eine Unze ***Oxymel aus Meerzwiebel*** mit einer Unze Rosenkonserven mit Honig trinken. Wenn der Patient „extrem phlegmatisch und sein Magen kalt ist, dann sollte man ein wenig Honig von geliertem Ingwersaft oder ein halbes Dirham vom Ingwer selbst hinzufügen." Für junge Leute mit warmem Temperament empfiehlt er jeden fünften Tag eine Unze Rosenkonserven und eine Unze Zitronensaft. Dieses Präparat hat die gleiche positive Wirkung auf den Magen, wie eben oben beschrieben.[263] Ein flüssiges Trinkelixier, welches unter anderem neben Zimtrinde, Blutwurzblättern, Honig und Wein auch Ingwerwurzel enthält, findet sich bei Hildegard von Bingen.[264] Bei Galen setzt sich der magenstärkende Hydromel vor allem aus Honig und Wein, meist guter Weißwein, bei Maimonides auch aus Zucker und Wein zusammen.[265]

Maimonides verschrieb seine Medikamente nicht nach dem Hörensagen, sondern entweder weil antike und mittelalterliche Gewährsleute über positive Wirkungen einer Rezeptur berichteten oder weil er aus jahrelanger eigener oder auf Grund der Erfahrung eines renommierten zeitgenössischen Arztes die Wirkung eines Medikamentes abschätzen konnte. Doch nicht einmal das war ihm genug. An verschiedenen Stellen seines medizinischen Werkes berichtet er über Selbstversuche. Einen solchen Selbstversuch schildert Maimonides auch in Kapitel 9 seines Asthmawerkes:

„Ich führte einen Selbstversuch durch und nahm eine Unze pulverisierten weißen Zucker mit einem halben Dirham Anis im Winter; im Sommer trank ich es jeden 3. oder 4. Tag mit einem kleinen Zitronensaft im Rahmen dessen, was angemessen war. Ich fand, dass es den Magen vom Schleim reinigt und diesen gut säubert. Den gleichen Effekt erhält man durch die regelmäßige Einnahme von ***Quittenoxymel*** oder ***Zitronensaft*** mit einer quittenähnlichen Adstringenz [*quincelike astringency*]. Nach wenigen Tagen verbessert das Medikament den Verdauungsprozess und

[263] Maimonides: *On Asthma*, Vol. 1 (G. Bos), ebd., Chapter 9, S. 49, Nr. 14.
[264] Reinhard Schiller: Hildegard Pflanzenapotheke, a.a.O., S. 101-105, hier S. 103f.
[265] Maimonides *Causes of Symptoms*, a.a.O., S. 145f.

reinigt den Magen vom Schleim."[266] Eine postive Wirkung auf das Asthma haben neben dem Quitten- auch der Samenoxymel (oxymel of seeds)[267] und der Meerzwiebel-Oxymel (oxymel of squill).[268] Eine Unze vom Sirup des ***Samenoxymel*** empfiehlt Maimonides Patienten, welche Schwierigkeiten beim Erbrechen haben, eine Unze vom ***Meerzwiebelo-xymel*** dagegen solchen, die einen feuchten Körper (moist body) und ein phlegmatisches Temperament haben. Die jeweiligen Patienten sollten den für sie passenden Oxymel mit jeweils einer Unze Rosenkonserven (rose presereves) kombinieren. Patienten, deren Temperament extrem phlegmatisch ist und deren Magen kalt ist, sollten dem ***Meerzwiebelo-xymel*** ein wenig ***Honig aus verdicktem Ingwer*** [Zingiber officinale] oder gleich **ein halbes Dirham vom Ingwer** selbst hinzufügen. Wer ein warmes Temperament hat oder jung ist, sollte jeden 5. Tag nebst einer Unze Rosenkonserven eine Unze ***Zitronensaft*** zu sich nehmen. „All diese Bestandteile reinigen den Magen von Schleim und erleichtern ihn von der Notwendigkeit des Erbrechens, wenn etwas ihn davon abhält, das zu tun, wie wir es oben erwähnt haben."[269]

Anschließend an diese Rezepturen für die drei verschiedenen Oxymel-Arten beschreibt Maimonides einen weiteren Selbstversuch, und zwar mit ***Quittenoxymel***, den er offensichtlich für sich selbst mehr schätzt als die beiden anderen Arten. In diesem Selbstversuch schneidet er auch das noch heute aktuelle Problem der Nebenwirkungen von Medikamenten in kundiger Weise an:

„Nimm einige hochwertige leicht adstringierende säuerliche ***Quitten***, und koche sie in Wasser, bis nur mehr die Hälfte des Wassers übrig

[266] Maimonides: *On Asthma*, Vol. 1 (G. Bos), a.a.O., Chapter 9, S. 49, Nr. 15. Text der englischen Ausgabe: "I experimented upon myself and took one ounce of white sugar pulverized with half a *dirham* of anise in the wintertime; in the summertime I drank it with a little lemon juice every third or fourth day, according to what was appropriate. I found that it purifies the stomach from the phlegm and cleanses it well. The same can be achieved by the ingestion of oxymel of quinces or of lemon juice with a quincelike astringency, when taken regularly. After [just] a few days it is beneficial in improving the digestive process and purifying the stomach from phlegm."

[267] Maimonides: *On Asthma*, Vol. 1 (G. Bos), ebd., Chapter Nine, Nr. 13, S. 49 und *On Asthma*, Vol. 2 (G. Bos), a.a.O., S. 552. Siehe dazu weiter unten!

[268] Maimonides: *On Asthma*, Vol. 1 (G. Bos), ebd., Chapter Nine, Nr. 14, S. 49 und *On Asthma*, Vol. 2 (G. Bos), ebd., S. 552.

[269] Maimonides: *On Asthma*, Vol. 1 (G. Bos), ebd., Chapter Nine, Nr. 14, S. 49.

bleibt. Entferne ihren Feim; nimm dann ein *ratl*[270] vom Wasser, ein halbes *ratl* Weinessig und [für alles zusammen] vier *ratl* Zucker und abgeschäumten Honig. Setze all das auf niedriges Feuer und füge ein *dirham* weißen Pfeffer und zwei *dirhams* Ingwer hinzu. Diese [kleine] Menge erzeugt ganz gewiss keinen Ekel [nach Rosner: *Übelkeit*]; du kannst [jeweils einer dieser Mengen] nötigenfalls, der Kälte deines Temperamentes und Landes entsprechend, nach den gleichen Kriterien das auch beiden zusammen hinzufügen. Man kann statt alldem auch nur Zitronensaft nehmen. Denn, obwohl dieser (Saft) bei der Verdünnung der Säfte, der Öffnung der Luftstrombehinderungen und der Bekämpfung des Fäulnisprozesses mit der Wirksamkeit des Essigs nicht mithalten kann, ist seine schädliche Nebenwirkung auf die Nerven und die Sehnen[271] (des Körpers) geringer als diejenige von Essig."[272]

Mit Vorsicht steht Maimonides, nicht zuletzt in Verbindung mit dem Asthma, der Anwendung von Klistieren, dem Erbrechen, dem Aderlass und der Einnahme von Abführmitteln gegenüber. Auch wenn er diese, unter Bezugnahme auf den Krankheitstyp und die Konstitution des kranken Patienten, in zahlreichen Fällen als *ultima ratio* erkannt hat, so lehnt er deren Einnahme wie auch den Aderlass als „schweren Fehler" ab, auch wenn sie der Aufrechterhaltung der Gesundheit eines nicht kranken Patienten dienen und oft sogar ohne ärztlichen Rat erfolgen. Aderlass und Abführmittel sind grundsätzlich keine Medikamente für Gesunde, sondern für Kranke! Gesunde, die sich diese Methoden angewöhnt haben, sollten diese Gewohnheiten aber nicht plötzlich aufgeben, sondern nur „schrittweise" reduzieren, indem sie die Abstände zwischen

---

[270] Bei Fred Rosner, *Treatise on Asthma*, Vol. 6, Haifa 1994, Kap. 15, S. 83 steht statt „ratl" das Wort "litre" und statt dirham(s) steht "zuz" bzw. „zuzim". In der Edition von Bos (Vol. 1) kommen „litre(s)" und „zuz(im)" nicht vor. Die Gleichsetzung von dirham und zus (zuz) ist nach Gerrit Bos: On Asthma, Vol. 2, Introduction to the Latin Texts, S. XLIII korrekt. Das ratl wird hier bei Bos-McVaugh mit lb. (Pfund) und nicht mit Liter gleichgesetzt. Soll etwa bei Fred Rosner (Vol. 6) ein Pfund (Gewichtsmaß) einem Liter (Hohlmaß) entsprechen?

[271] Fred Rosner, *Treatise on Asthma*, Vol. 6, Haifa 1994, Kap. 15, S. 83 übersetzt hier statt "sinewy parts" (Lendenteile) mit „the limbs which contain articulations", also mit "den Gliedern, welche Gelenke enthalten."

[272] Gerrit Bos (Hrsg.): *On Asthma*, Vol. 1, a.a.O., Chapter Nine, Nr. 15, S. 49f, S. 50, Anm. 7 und Fred Rosner (Hrsg.): Moses Maimonides′ *Treatise on Asthma*, Haifa 1994, Kap. 9, Nr. 15, S. 83. Die hier gemachten Aussagen basieren weitgehend auf dem Werk von Galen *On Nerves, Veins, and Arteries* (E. Savage-Smith, 1969, S. 236).

den Anwendungen vergrößern. Sie sollten es zumindest schaffen, dass sie solche Gewohnheiten spätestens im Alter abgebaut haben.[273] Wie viele kundige und erfahrene Ärzte der gesamten Medizingeschichte neigte auch Maimonides zu der Auffassung, dass man auch in der Medizin nicht mit Kanonen auf Spatzen schießen sollte, wenn es einfachere und weniger aufwändige Wege gibt, um seine Gesundheit zu erhalten. Zu diesen vorbeugenden Gesundheitsmaßnahmen rechnet Maimonides in besonderem Maße den Schlaf, das Baden und die Massage.

Schlafen, Wachen, Baden, Massage und Geschlechtsverkehr (Kapitel 10)

Kapitel 10 des Asthmawerkes macht deutlich, dass bei der Behandlung von Asthma auch Schlaf und Wachen, Baden, Massage[274] und Geschlechtsverkehr eine Rolle spielen. Diese Faktoren einer „besonderen Behandlung" werden natürlich nicht bloß bei Asthma, sondern auch bei anderen Krankheiten angewendet. Sie kommen bereits bei den antiken Ärzten vor.[275] Die „Medical Aphorisms of Maimonides" sind eine wahre Fundgrube für das Baden im allgemeinen[276], für Baden nach Erkältung[277], Baden bei Durchfall[278] und bei Fieber[279], für die Wichtigkeit des Wachens und Schlafens[280], für Massagen im allgemeinen[281], Massagen nach dem Baden[282], bei Nervenmassage[283] und nicht zuletzt für den Geschlechtsverkehr, den Maimonides in seinem 5. Werk, dem *Treatise*

---

[273] Maimonides: *On Asthma*, Vol. 1 (G. Bos), ebd., Chapter Nine, Nr. 16, S. 50.

[274] Zur Bade- und Massagekultur des arabischen Mittelalters vgl. Heinrich Schipperges: Arabische Medizin im lateinischen Mittelalter, a.a.O., S. 79-87.

[275] Maimonides´ Commentary on the Aphorisms of Hippocrates, in: Maimonides´ Medical Writings, The Maimonides Research Institute (Rosner), Vol. 2, Haifa 1987, S. 48, 84, 171.

[276] Maimonides´ Medical Aphorisms, Vol. 3, Haifa 1989, a.a.O., S. 126, 128, 138, 152, 156, 285-291.

[277] Maimonides´ Medical Aphorisms, Vol. 3, ebd. S. 286.

[278] Maimonides´ Medical Aphorisms, Vol. 3, ebd. S. 289.

[279] Maimonides´ Medical Aphorisms, Vol. 3, ebd. S. 185, 289f.

[280] Maimonides´ Medical Aphorisms, Vol. 3, ebd. S. 11-13, 48, 97, 118, 132f, 148, 153, 188, 272, 387, 394.

[281] Maimonides´ Medical Aphorisms, Vol. 3, ebd. S. 90, 126, 130, 138, 363.

[282] Maimonides´ Medical Aphorisms, Vol. 3, ebd.,S. 290.

[283] Maimonides´ Medical Aphorisms, Vol. 3, ebd. S. 218.

on Sexual Intercourse, behandelt.[284] Dieser Traktat ist auf Bitte des Sultans Al Muzaffar Umar Ibn Nur Ad-Din, eines Neffen des regierenden Sultans, entstanden.[285]

Schlaf ist ein wichtiges, aber bei weitem nicht allein ausreichendes Mittel, um die Gesundheit aufrechtzuerhalten. Er schadet oft, wenn er "vorwiegend während eines Anfalls und unmittelbar nach dem Mahl"[286] erfolgt. Asthmaleidende „sollten so wenig als möglich schlafen." Grundsätzlich sollte niemand und schon gar nicht ein Asthmaleidender gleich nach dem Essen einen Mittagsschlaf halten. Seinem unbekannten Auftraggeber rät er vom Mittagsschlaf ab mit der Begründung, dass dieser „das Gehirn mit Dämpfen füllt."[287] Es handelt sich hier um eine Begründung aus seiner Lehre von den Körpersäften. Wenn einer schon nicht auf diesen Schlaf verzichten wolle, dann sollte er mindestens drei oder vier Stunden nach dem Essen warten. Erst dann trage der Schlaf zu einer besseren Verdauung bei. Wer einen solchen Nachmittagsschlaf schon längere Zeit praktiziert, sollte ihn auf keinen Fall plötzlich, und wenn, dann nur stufenweise aufgeben. Ein Wechsel der Schlafgewohnheiten sollte nicht erfolgen, wenn der Heilungsprozess voranschreitet. Mit dieser Aussage beruft sich Maimonides auf Galen, den griechischen Arzt der Antike.[288]

---

[284] Maimonides´ Medical Aphorisms, Vol. 3, ebd. S. 109, 154, 170, 264, 272f, 389. Der "Sixteenth Treatise" der "Medical Aphorisms" widmet sich Fragen der Gynäkologie. Der Geschlechtsverkehr wird hier nur am Rande behandelt. Im Vol. 1 von „Maimonides´ Medical Writings", Haifa 1988, S. 162-182 widmet sich die 3. Abhandlung in zehn Kapiteln der „Cohabitation". Vgl. dazu M. Gorlin (Hrsg.): Maimonides. On Sexual Intercourse (fi´l-jima), in: Medical Historical Studies of Medieval Jewish Medical Works, Vol. 1, Brooklyn, New York 1961. Fred Rosner weist in seinem *Foreword* zu Vol. 5 (Hrsg. Uriel S. Barzel), S. 9 auf zwei verschiedene Versionen des edierten *Treatise on Sexual Intercourse* hin.

[285] „Foreword" von Fred Rosner in „The Medical Writings of Moses Maimonides", Vol. 5 (1992), a.a.O., S. 9. Abweichend dazu Heinrich Schipperges: Krankheit und Gesundheit bei Maimonides, a.a.O., S. 17 zu „Abhandlung über den Koitus". Eine kritische Edition dazu besorgte erstmals M. Gorlin, New York 1961.

[286] In der englischen Ausgabe von G. Bos: „especially during an attack and immediately after a meal".

[287] Maimonides: *On Asthma*, Vol. 1 (G. Bos), a.a.O., Chapter 10, S. 51-58, hier S. 51. Englische Version nach G. Bos: „fills the brain with vapors".

[288] Maimonides: *On Asthma*, Vol. 1 (G. Bos), ebd. Chapter 10, S. 51f.

Seinem Meister und asthmakranken Auftraggeber rät allerdings Maimonides von einem Bad ab, da kaltes Wasser für Asthmatiker nicht geeignet sei. Er begründet diese Aussage damit, dass dieses "die Poren des Körpers schließt und die Auflösung des Schleims verhindert, was ja das Hauptziel bei der Behandlung dieser Krankheit ist."[289]

Vom Besuch des Badehauses rät Maimonides Asthmakranken ganz ab, Besuche sollten schrittweise verringert werden. Wenn man das Badhaus verlässt, sollte man als Asthmakranker einen kalten Luftzug unbedingt vermeiden. Ins Badhaus sollte man nur mit leerem Magen gehen. Dort sollte man nicht im kalten, sondern in einem sehr heißen Wasser baden. Salzwasser ist, da weniger verseucht und verschmutzt, für den Asthmatiker gesünder als Süßwasser. Zu häufiges Baden begünstigt die Fäulnisbildung der Säfte und wird auch in der heutigen Medizin nicht empfohlen. Nach Maimonides genügt es, wenn man alle zehn Tage das Badhaus besuche. Der Badende sollte über den Kopf weder kaltes noch lauwarmes Wasser gießen, denn das lauwarme Wasser „vermehrt die Feuchtigkeit des Gehirns und macht es weich, so dass seine Stärke vermindert wird."[290] Kaltes Wasser ist noch schädlicher für das Gehirn als lauwarmes. Das Wasser sollte vielmehr so heiß sein, "dass die Kopfhaut fast rot wird."[291] Das heiße Wasser mache die Kopfhaut „fester und stärker" (firmer and stronger). Im Gegensatz zum unmittelbaren Schlaf nach dem Essen darf vor allem der Asthmatiker nach dem Verlassen des Badhauses eine Stunde lang schlafen. Dieser Schlaf ist den Körpersäften zuträglich.[292]

Gesunde Leute sollten zu Beginn des Tages bzw. nach einem Spaziergang eine Ganzkörpermassage machen, vor dem Schlafenlegen genüge es, Arme und Beine zu massieren. Die meisten Ärzte empfehlen bei Asthma vor allem die Massage im Brustbereich, was jedoch seltsamer Weise seinem muslimischen Auftraggeber nicht zusagt. Um seinen

---

[289] Maimonides: *On Asthma*, Vol. 1 (G. Bos), ebd. Chapter 10, S. 52. Englische Version nach G. Bos: „closes the pores of the body and prevents the dissolution [of phlegm] , which is the main aim in [treating] this disease."

[290] Englische Version nach G. Bos S. 53: „increases the moisture of the brain and makes it soft so that its strength is diminished."

[291] Englische Version nach G. Bos S. 53: „that the skin of the head almost turns red".

[292] Maimonides: *On Asthma*, Vol. 1 (G. Bos), ebd. Chapter 10, S. 52f.

Patienten doch noch zu überzeugen, nimmt Maimonides ausführlich Bezug auf die Thesen, welche Galen zur Massage überliefert hat:

„Man sollte bei Massagen vermeiden, die Glieder zu schwächen in Zeiten, wenn deren Krankheiten in ihnen erregt sind. Aber wenn sie gesund sind, mag es nötig sein, diese häufiger als andere Glieder zu massieren und vor allem trockene Massage anzuwenden. Bei Schmerzen, die bei den Gliedern zyklisch auftreten, sollte man diese Art Massage anwenden, um deren Auftreten zu verhindern, besonders dann, wenn man sie in ruhigen Zeiten zwei oder drei Stunden vor dem Anfall anwendet. Der Grund ist, dass diese Glieder dabei gestärkt werden und dass der gewöhnliche Zustrom von überflüssigen Substanzen zu ihnen reduziert wird. Diese Dinge sind in gleicher Weise alten Leuten und auch anderen von Nutzen.“[293]

Älteren asthmakranken Leuten mit schwachen Gliedern rät er von zu viel Bewegung ab. Für sie ist nach Maimonides Ruhe für die schwachen Glieder das Beste.

Den Geschlechtsverkehr sieht Maimonides, nicht nur als Arzt, viel positiver als die jüdischen Chassiden („Frommen“) des Mittelalters. Er ist sich darüber im Klaren, dass dieser im Übermaß für alle Menschen schädlich ist. Samenerguss kann allerdings – vor allem – Personen mit wechselnden Temperamenten gesundheitlich von Nutzen sein. Mit dem Samen werden auch vitale Flüssigkeiten und angeborene Hitze ausgestoßen. Als Folge davon werden die vitalen Organe trocken und kalt. Die These, dass durch den Sexualverkehr der Körper und seine Organe trockener werden, kommt immer wieder in verschiedenen Werken von Maimonides vor und gehört zum Fundus seiner Humoralpathologie (Säftelehre). Ich beschränke mich hier auf den klassischen Satz in der

---

[293] Maimonides: *On Asthma*, Vol. 1 (G. Bos), ebd. Chapter 10, S. 54. Dieser Text stammt aus Galens *De sanitate tuenda* 5.3, ed. Koch, S. 156f. Englische Fassung bei G. Bos: „One should beware of applying massage to weak limbs at times when their diseases are stirred up in them. But when they are healthy, it may be necessary to apply massage to them more frequently than in the case of the other limbs, and especially [to apply] dry massage. In the case of pains which occur to some of the limbs in cycles, [one should apply] this kind of massage in order to prevent their occurrence, especially when one applies it in the quiet times two or three hours before the attack. The reason is that these limbs are strengthened thereby and that the usual influx of [superfluous] matters into them is reduced. These things are equally [beneficial] to old people and to anyone else.”

17. Abhandlung der Aphorismen: „Der Coitus erzeugt stets Austrocknung."[294]

Besonders schädlich ist der Sexualverkehr für alte Leute - was damals schon ab 50 war. Mit zunehmendem Alter sollte man also seine sexuelle Aktivität einschränken. Diese zunehmende sexuelle Enthaltsamkeit fördere zudem "die Reinheit der Seele und die sittlichen Qualitäten der (inneren) Ruhe, der Bescheidenheit und Keuschheit, an deren Erwerb er gebunden ist."[295] Das menschliche Sexualverhalten ist also bei Maimonides nicht nur eine Frage der Gesundheit, sondern auch der Ethik und der religiösen Gesinnung.[296] Im Zweifelsfall gilt auch hier der Grundsatz des Maimonides: Die Seele des Menschen hat einen höheren Rang als sein Körper. Für Maimonides stellen also - anders als in der islamischen Medizin des Mittelalters - „die seelischen Belange" keine Randerscheinung dar. Für ihn sind Krankheiten der Seele genauso real wie diejenigen des Körpers und seiner Organe, auch erstere sind genauso wie die letzteren die Folge eines meist durch den Patienten oder die Umgebung (Luft, Wasser, Ernährung) verursachten Ungleichgewichts. Wie Körper und Seele kann auch die Moral einer Gruppe oder eines Volkes aus dem Gleichgewicht geraten,[297] wenn sich die Menschen nicht mehr von positiven, sondern von negativen Emotionen (Gier, Geiz, Luxus etc.) leiten lassen.

Seelische und moralische Erkrankungen nimmt also Maimonides mindestens genauso ernst wie körperliche. Das äußert sich z.B. darin, dass er „nicht zögert, ansonsten verbotene Pseudoarzneimittel zu erlauben, wenn deren Gebrauch auf Grund pychologischer Erwägungen ange-

---

294 Maimonides′ Medical Aphorisms, Vol. 3 (Rosner), a.a.O., Nr. 9, S. 272. Englische Übersetzung 17. Abhandlung, S. 272, Nr. 9 „Coitus always produces drying."

295 Maimonides: *On Asthma*, Vol. 1 (G. Bos), a.a.O., Chapter 10, S. 55. Englische Version von Gerrit Bos (Vol. 1): „the purity of the soul and the ethical qualities of tranquillity, modesty, and chastity which he is bound to acquire."

296 Fred Rosner: Sex Ethics in the Writings of Moses Maimonides, New York 1974, R.L. Weiss, Butterworth u.a. (Hrsg.): Ethical Writings of Maimonides, New York 1975 und R.L. Weiss: Maimonides′ Ethics: The Encounter of Philosophy and Religious Morality, in: Theolog. Studies 54, S. 224-387.

297 Alexander Broadie: Medical Categories in Maimonidean Ethics, in: Maimonides Physician, Scientist, and Philosopher, 1993, S. 120. Dazu die Stelle bei Broadie: "We act in similar manner with regard to moral habits."

bracht ist".[298] Maimonides geht in diesem Fall primär von den seelischen Bedürfnissen des Patienten aus und gestattet ihm Medikamente, die eigentlich auf Grund der jüdischen und arabischen Tradition verboten und – bei oberflächlicher Betrachtung - wohl auch in physischer Hinsicht oft unwirksam sind. Für den pragmatischen Arzt ist jedes Heilmittel gut, die Hauptsache ist, dass es dem Patienten subjektiv hilft. Maimonides kannte also schon den Placebo-Effekt von Medikamenten.

Die in der Sekundärliteratur zu Maimonides immer wieder angesprochene Vernachlässigung der Psychologie in der arabischen Medizin und bei Maimonides übererrascht um so mehr, wenn man bedenkt, dass die arabische Medizin nicht nur eine hoch entwickelte Gynäkologie entwickelte, sondern neben anderen modernen Errrungenschaften auch den Kaiserschnitt kannte.[299] Der in Damaskus lehrende Arzt Ibn al-Nafis (geb. um 1210, gest. 1288), erst nach dem Ableben von Maimonides geboren, erkannte 1258 den kleinen Lungenkreislauf. Er ist der erste, der in Kairo im Jahre 1242 den menschlichen Blutkreislauf beschrieb.[300] Seine Entdeckungen blieben jedoch Jahrhunderte lang unbeachtet. Erst 1924 stieß man in Berlin auf seine revolutionäre Entdeckung. Trotzdem findet man in Lehrbüchern und Lexika immer noch William Harvey als den Entdecker des Blutkreislaufes. Ibn Nafis hat auch Werke über die Anatomie und über die Augenheilkunde, Ophtalmologie[301], verfasst.

Maimonides stand nicht nur technischen Fragen in der Medizin aufgeschlossen gegenüber, sondern scheute sich auch nicht, sich mit dem Thema „Sexualität" zu befassen, welches bis in die neueste Zeit herein

---

[298] J. David Bleich: Maimonides on the Distinction between Science and Pseudoscience, in: Maimonides Physician, Scientist, and Philosopher, S. 107. Hier der englische Originaltext von J. David Bleich: "Maimonides does not hesitate to permit otherweise forbidden pseudoremedies when their use is indicated by virtue of psychological considerations but explicitily indicates the reason für that permissiveness."

[299] Felix Klein-Franke: Vorlesungen über die Medizin im Islam, a.a.O., hier Vorwort, S. VIII.

[300] Vgl. Keys TE, Wakim KG.: Contributions of the Arabs to medicine. Proceedings of the staff meet. Mayo Clinic 1953;28: S. 423-437. Eine schematische Abbildung dieses Blutkreislaufes findet sich mit Bezugnahme auf Ibn Nafis in einer alt-arabischen Handschrift bei Gerhard Steinborn: Islamische Geisteswelt im Mittelalter, in: Weltgeschichte, Bd. 5 Kaiser und Kalifen, Gütersloh 1996, S. 219-234, hier S. 231

[301] Emilie Savage-Smith, "Ibn al-Nafis's Perfected Book on Ophthalmology and His Treatment of Trachoma and Its Sequelae," Journal for the History of Arabic Science, Vol. 4 (1980) S. 147-206.

in Erziehung, Gesellschaft und selbst in der medizinischen Ausbildung weitgehend tabuisiert war und verdrängt wurde.

In seinen "Medizinischen Aphorismen" steht Maimonides dem regelmäßigen Geschlechtsverkehr nicht nur erstaunlich positiv gegenüber, sondern dieser ist für ihn sogar „eines der Erfordernisse für die Aufrechterhaltung der Gesundheit, vorausgesetzt dass es angemessene Pausen der Abstinenz zwischen Perioden der Hingabe gibt, so dass keine Schwäche oder Entkräftung eintritt."[302]

Wenn der Geschlechtsverkehr in diesem Sinne erfolgt, dann „sollte sich der Körper leichter als vor dem (sexuellen) Akt fühlen."[303] Maimonides schließt in dieser Bejahung des sexuellen Aktes ältere Menschen (wohl ganz bewusst) nicht aus und verzichtet auf eine differenzierende Betrachtung, wie sie mehrfach im Asthmawerk mit Bezugnahme auf medizinische Kapazitäten erfolgt. Allerdings rät er älteren Menschen zu starker Zurückhaltung auf diesem Gebiet. Bei dieser Analyse des Sexualverkehrs schränkt Maimonides seine positive Würdigung des Geschlechtsverkehrs im Sinne seiner Humoralpathologie auf einen bestimmten Konstitutionstyp ein. Einer Person mit einem Dampfüberfluss („vaporous superfluity"), wobei "eine schlechte, warme Konstitution vorherrscht"[304], ist mäßiger Sex von Nutzen:

„Nur bei diesem Konstitutionstyp ist mäßige Hingabe beim Coitus heilsam."[305] Dagegen erleide jemand Schaden durch den Sex, "dessen Körper warm <u>und</u> feucht ist oder dessen Natur es ist, warmen Samen zu erzeugen."[306]

Die höchste Schadensgruppe bilden aber in der Regel alte Leute (old age), deren Konstitution zur Trockenheit („dryness") neigt.[307] Auch der

---

[302] Englische Version nach G. Bos (S. 56f): "one of the requirements for the maintenance of health provided that there are adequate (intervals of) abstinence between the periods of indulgence so that no weakness or enfeeblement occur".

[303] Maimonides´ Medical Aphorisms, Vol. 3, a.a.O., Seventeenth Treatise, Nr. 8, S. 272. In Englisch: "rather the body should feel lighter than before the act."

[304] Wörtlich Vol. 3: „a bad, warm constitution prevails".

[305] Maimonides´ Medical Aphorisms, Vol. 3, ebd. Seventeenth Treatise Nr. 9, S. 272. Wörtlich: "Only in this (type of) constitution is moderate indulgence in coitus salutary".

[306] Übersetzung nach Fred Rosner, Vol. 3, S. 273, Nr. 13: "whose body is warm <u>and</u> moist or one whose nature is to produce warm semen."

[307] Maimonides´ Medical Aphorisms, Vol. 3, ebd. seventeenth Treatise, Nr. 13, S. 273.

Gewichtsverlust – die Folge von äußeren Einflüssen, vor allem eines ungünstigen Klimas oder auch einer falschen Ernährung – kann dazu führen, „dass der Körper austrocknet, schwach wird und der Patient schließlich stirbt.“[308]

In den medizinischen Physikatsberichten des 19. Jahrhunderts wird dieser trockene Typus der Krankheit der „Auszehrung“ bzw. „Abzehrung“ zugeordnet. Es waren meist Leute, die zu wenig Flüssigkeit oder zu viel Alkohol zu sich nahmen. Sie trockneten gewissermaßen aus.

Diese humoral-konstutionalen Einschränkungen muss man also unbedingt im Auge behalten, wenn man den Sexualverkehr bei Maimonides in sein gesamtes medizinisches System einordnen will.

In seinem Buch über das Asthma vertritt Maimonides einen scheinbar weniger positiven Standpunkt zur Sexualität. Hier meint er – ohne Bezugnahme auf den oben genannten Konstitutionstyp – dass der Geschlechtsverkehr nicht nur dem Gesamtorganismus und den einzelnen Organen, sondern im besonderen Maße dem Gehirn schade. Bereits Hippokrates habe erkannt, dass Leute, welche häufig sexuell verkehren, zahlreiche sofort ins Auge fallende negative Erscheinungsmerkmale aufwiesen: Vergesslichkeit, geistige Schwäche, Stupidität mit einer unverkennbaren gelben Gesichtsfarbe, Verlust der Lebensblüte und eingefallene Wangen. Es scheint, dass Maimonides diese Auffassung des Hippokrates zu seiner eigenen gemacht hat. Ob der Geschlechtsverkehr der Gesundheit schadet oder nützt, ist nach Auffassung der antiken und auch der mittelalterlichen Ärzte vor allem eine Frage des Temperamentes. Leute, „die unter Trägheit, Depression und schwacher Verdauung leiden“[309], werden durch Geschlechtsverkehr fröhlicher und haben auch mehr Appetit. Bei Leuten mit anderen Temperamenten kommt Maimonides zu anderen Erkenntnissen. Galen beschreibt einen Temperament-Typus, dem sexuelle Enthaltsamkeit gesundheitlich nicht von Nutzen ist. Es handelt sich dabei meist um Männer, welche nächtliche Samenergießungen haben. Diese können also – als Folge eines krankhaften nervösen Defektes - Samenverluste mit sexueller Enthaltsamkeit nicht umgehen.[310]

---

[308] Maimonides´ Medical Aphorisms, Vol. 3, ebd. Third Treatise, S. 48f, Nr. 72. Englisch: „that the body dries out, weakens and (finally the patient) expires.”

[309] Englisch: „who suffer from laziness, depression, and weak digestion“

[310] Maimonides: *On Asthma*, Vol. 1 (G. Bos), a.a.O., Chapter 10, S. 56f.

Maimonides wendet sich zwar in seinen verschiedenen Abhandlungen gegen ein Übermaß an sexueller Betätigung, rät aber Leuten, die diese reduzieren wollen, zu einem schrittweisen Abbau ihrer sexuellen Betätigung. Maimonides ist sich natürlich darüber im Klaren, dass er die große Masse der Menschen nicht alle zu Sexualabstinenzlern machen kann. Doch ist er bemüht, in diesem Kap. 10 die Leute wenigstens dahin zu bringen, dass sie die gröbsten Sexualschäden vermeiden: Kein Sex unmittelbar nach dem Bad oder nach körperlichen Übungen (heute: nach sportlicher Betätigung), kein Sex einige Tage nach dem Aderlass und nach der Einnahme eines Abführmittels! Sexuelle Aktivität stellt bei Maimonides im Sinne des antiken „Media tutissimus ibis“[311] einen gesunden Mittelweg dar: Also kein Sex bei starker Sättigung, kein Sex bei starkem Hungergefühl! Natürlich sollte man auch im Stadium der Genesung auf sexuelle Aktivitäten verzichten. Übertriebener Sex kann hier sogar tödlich enden, wie Maimonides an einem Fallbeispiel zeigt.[312]

Nach der Darstellung der umfangreichen Kapitel 1-10 „as a preface, which constitute a sort of regimen of health and precautionary dietary prescriptions and other types of regimen“, kündigt Maimonides als Ausklang von Kap. 10 an, dass “wir fortschreiten sollten zu einer Beschreibung der Behandlung dieser Krankheit, den verschiedenen Arten von Drogen and dazu, worauf man sich stützen sollte kurz vor und nach dem Anfall.“[313] Kurz gesagt: Der Autor will nach diesen mehr theoretischen medizinischen Betrachtungen der Kapitel 1 bis 10 nun zu mehr praktischer Anwendung nicht zuletzt unmittelbar vor und nach einem Anfall kommen. Wir wenden uns zuerst der praktisch-pragmatischen Medikamentenpraxis beim Asthma zu.

Die Zusammensetzung verschiedener Medikationen (Medikamente-Mix)

Zu den Medikamenten im Sinne des Kapitels 12 des Asthmawerkes gehören neben tierischen Extrakten vor allem Heilpflanzen, nicht selten

[311] Übersetzt: In der Mitte wirst du am sichersten gehen.

[312] Maimonides: *On Asthm*a, Vol. 1 (G. Bos), a.a.O., Chapter 10, S. 57f.

[313] Maimonides: *On Asthma*, Vol. 1 (G. Bos), ebd. Chapter 10, S. 58. Englische Übersetzung nach G. Bos: „we should proceed to [a description of] the regimen of this disease, the [different] kinds of drugs, and that which should be relied upon shortly before and after the attack.”

auch – wie bei Hildegard von Bingen - in pulverisierter Form, und natürlich auch Kombinationspräparate aus pflanzlichen und tierischen Elementen. Nicht im Asthmawerk, sondern nur in der Abhandlung „The Causes of Symptoms“ nennt Maimonides den **Bambuszucker** als einen von zahlreichen Bestandteilen eines solchen Sirup-Mischpräparates, das vor allem Menschen mit heißen Temperamenten, „die an Herzrasen und Ohnmacht leiden“[314], Hilfe bringen sollte. Der Bambuszucker, Bambuskampfer oder Tabascheer[315], die im Bambushalm sich bildende Kieselsäure[316], diente bei diesem in der obigen Abhandlung beschriebenen Präparat als Herz- und nicht, wie man erwarten würde, als Asthmamedizin. In der chinesischen Medizin wird er noch heute gegen verschiedene Krankheiten, auch gegen Asthma, eingesetzt. Die moderne Naturheilkunde empfiehlt auch Kaffee bzw. Koffein gegen diverse Krankheiten „wie z.B. Gicht, Asthma, Apnoe, Bradykardie, eine Herzrhythmusstörung“[317] und sogar bei Parkinsonerkrankung.

Die Chinesen glauben, dass der Überschuss an Sauerstoff im Bambushain sich positiv auf unser Gehirn auswirke. Es scheint jedoch, dass in der arabischen Medizin des Mittelalters Bambus und Bambuszucker als Heilmittel noch wenig bekannt waren (von der modernen europäischen Medizin ganz zu schweigen) und wie die Schlangenwurzel eher exotischen Charakter besaßen. In der arabischen Medizin können auch – wie schon in der altägyptischen Medizin, wo der Arzt sich nicht scheute, „magische Sprüche zu rezitieren“[318] - religiöse Gewohnheiten magischen Charakter annehmen. Klein-Franke hat glaubhaft nachgewiesen, dass das christliche Vaterunser bei bestimmten Krankheiten wie z.B. „bei Harnverhaltung“, wie eine altägyptische Zauberformel zur Einnahme eines Medikamentes gesprochen wurde.[319]

[314] *Treatise on the Causes of Symptoms*, a.a.O., S. 141f, Nr. 19.

[315] Rosner, Vol. 4, S. 160, Anm. 161) bezeichnet den auf S. 142 erwähnten „unrefined sugar“ als „Tabarzad sugar“. Tabascheer scheint eine Weiterentwicklung des älteren Wortes „Tabarzad“ zu sein. Beim nicht raffinierten Zucker von S. 140 handelt es sich also wohl um Bambuszucker.

[316] Quelle Internet: http://www.bambusfarm.de/rohstoff3.html (Stand 17.02.2010).

[317] Wilhelm Kaltenstadler: Kaffee – ein Geschenk der Araber an Europa, in: Weihnachtsheft 2011 der DMW, 136. Jahrg., 23.12.2011, S. 2652-2656, hier S. 2653.

[318] Renate Germer: Die Heilpflanzen der Ägypter, a.a.O., S. 24.

[319] Felix Klein-Franke: Vorlesungen über die Medizin im Islam, a.a.O., S. 23f.

In den medizinischen Aphorismen wird z.B. die magisch anmutende pulverisierte getrocknete Schlangenwurzel (*snakeroot*[320]), kombiniert mit Weizenmehl und in Sesamöl zubereitet, gegen Hämorrhoiden empfohlen, sie sollen dadurch innerhalb drei Tagen verschwinden. Pflanzliche, tierische und mineralische Extrakte sind bereits im alten Ägypten nachweisbar, auch ihre Rezepturen sind uns auf ägyptischen Papyri überliefert und wohl auch dem in Kairo lebenden Maimonides bekannt gewesen. In diesen Rezepten, z.B. beim Allheilmittel „Theriak", wurden vielfach tierische, mineralische und pflanzliche Stoffe miteinander kombiniert.[321] Vermutlich gab es Mineralstoffmängel, z.B. Selenmangel, bereits im Hochmittelalter, in welchem Maimonides lebte, welche aber damals nicht explizit als solche erkannt wurden. Heute wissen wir, dass Asthma und chronisch entzündliche Erkrankungen, mit welchen sich ja Maimonides immer wieder befasste, in unmittelbarem Zusammenhang mit Mängeln an Mineralstoffen und Spurenelementen (Selen etc.)[322] stehen können. Für einen modernen Asthmaforscher ist es aber erstaunlich, dass im medizinischen Werk von Maimonides – anders als bei der vor Maimonides lebenden heiligen Hildegard von Bingen - weder **Mineralien** noch **Edelsteine** eine besondere Rolle spielen. Aus einer Passage der Abhandlung „On the Causes of Symptoms" kann man den Schluss ziehen, dass wohl in der Volksheilkunde des Mittelalters Edelsteine wie Lapislazuli oder der armenische Stein zur Erleichterung des Erbrechens zum Einsatz kamen. Maimonides hält jedoch diese Stein-Methode bei Erbrechen für ungeeignet und nicht für ausgereift. Maimonides tut das mit einem einzigen Satz ab: Der Lapislazuli habe eine zu starke Wirkung, die Natur des armenischen Steins „ist noch unbekannt" und die führenden Ärzte äußern erhebliche Bedenken dagegen.[323]

---

[320] Maimonides′ Medical Aphorisms, Vol. 3, a.a.O., Nr. 62, S. 350. Der Herausgeber interpretiert diese als *dracunculus vulgaris* bzw. als *arum maculatum* (S. 354, Anm. 116).

[321] Vgl. dazu Dieter Vogl / Nicolas Benzin: Die Entdeckung der Urmatrix, Bd. II, a.a.O., Kap. „Arzneien und Rezepturen" (S. 263f) und Kap. „Auf Papyri nachweisbare Heilpflanzen" (S. 265f).

[322] Selen – Ein lebenswichtiges Spurenelement. Ursachen und Behandlung von Selenmangel-Erkrankungen, hrsg. durch Deutsche Gesundheitshilfe, Frankfurt am Main 2. Auflage 2003, S. 13.

[323] Maimonides On the Causes of Symptoms, S. 136, Kap. 13.

Eine wichtige Rolle in der Medikamentenlehre von Maimonides spielen die **Absude** (Abkochungen), vor allem in Kap. 12 des Asthmawerkes. Gegen Husten und zur Reinigung der Lungen rät er, gleich zu Beginn des Anfalls, im Wert von zwei Dirhams geschälte und gequetschte Lakritze, Eibisch und Ochsenzunge, dann drei Dirhams Venushaar (Frauenhaarfarn)[324] und 5 bis 6 Herzen von frischem Fenchel einzunehmen. Sie sollten gekocht und in ein süßliches Getränk mit Pfefferminzgeschmack gegossen werden. Vier vergleichbare weitere Abkochungen mit weitgehend gleichen oder ähnlichen Bestandteilen, z.B. mit frischen Feigen und mit Zucker oder Honig zubereitet, schließen sich an.[325] Getrocknete oder frische Veilchen lassen sich in Absprache mit dem Arzt je nach Kondition des Patienten auch bei Fieber anwenden. Wenn das Fieber mild ist, dann kann man dieser Abkochung auch kernlose Weintrauben oder Feigen dazutun. Bei der Bekämpfung eines groben, stinkenden Schleims empfiehlt Maimonides – mit Berufung auf Al-Rāzī – einen Dirham Hirschzunge (*Scolopendrium vulgare*), „heart´s tongue", im Arabischen als al-´uqrubān bezeichnet, mit Feigensaft. Es handelt sich hier um die noch heute in der Naturheilkunde verwendete gewöhnliche Hirschzunge, eine Farnart.[326] Keine besondere Erwähnung finden im Asthmawerk unter anderem die für Hildegard von Bingen[327] so wichtige Kastanie und der Wermut (*Artemisia absinthium*). Nur in den „Medical Aphorisms" hebt Maimonides die verflüssigende Wirkung des Wermuts auf die im Magen befindlichen schlechten Körpersäfte hervor.[328] Diese starke Vernachlässigung des Wermuts im Werk des Maimonides überrascht, wenn man bedenkt, dass die vor ihm lebende Hildegard von Bingen den mit Wein und Honig zubereiteten Wermutsaft unter anderem auch gegen Magenfunktions-, Verdauungsstörungen und vorbeugend

---

[324] Diese Pflanze findet man noch im Serannes-Gebirge in Südfrankreich.

[325] Maimonides: *On Asthma*, Vol. 1 (G. Bos), a.a.O., Chapter Twelve, S. 65-79, hier S. 65-67.

[326] Quelle Internet: http://www.farndatenbank.de/ (Stand 20.01.2010). Die heilige Hildegard von Bingen empfiehlt Hirschzunge bei Erkrankungen der Leber, der Lunge wie auch bei schmerzenden Eingeweiden und kommt somit auch für Asthmatiker in Frage. Siehe dazu Reinhard Schiller: Hildegard Pflanzenapotheke, a.a.O., S. 98-100.

[327] Reinhard Schiller: Hildegard Pflanzenapotheke, a.a.O., S. 195-202 und Heidelore Kluge: Hildegard von Bingen - Ernährungslehre, a.a.O., S. 109f.

[328] Maimonides Medical Aphorisms, a.a.O., 21. Treatise, S. 321, Nr. 44.

gegen Lungenkrankheiten (auch Tbc) empfohlen hat.[329] Aus der Tatsache, dass es erhebliche Unterschiede in der Pflanzenapotheke von Hildegard und Maimonides gibt, muss man wohl den Schluss ziehen, dass die beiden ihre Kenntnisse aus verschiedenen antiken und mittelalterlichen Quellen und Praktiken bezogen.

Auch das biblische Manna, das die durch die Wüste Sinai ziehenden Hebräer genossen, kommt nur ein einziges Mal im Asthmabuch von Maimonides als Absud aus *Alhagi maurorum* (Kameldornstrauch) vor und wird mit der *Viola odorata*, dem duftenden Veilchen, kombiniert.[330] Nach Muntner ist das Manna ein Extrakt aus der *Trabutina mannipara*, einer Schildlaus, die auf dem Tamariskenbaum (*Tamarix Nilotica)* gedeiht.[331] Für die Herkunft des Manna gibt es natürlich noch andere Erklärungen.

Bei der Beschreibung der folgenden Rezepte beruft sich Maimonides auf den arabischen Arzt Al-Rāzī. Das unten zitierte Rezept gehört zu den Hausmitteln im „Maghreb“ und wird angewendet zur Reinigung der Lungen, zur Abkochung der „superfluities“, zur Erleichterung des Atmens und zur Beseitigung des Hustens:

„Wir legen Weizenkleie eine Nacht lang in heißes Wasser ein, weichen es ein und seihen es, fügen Zucker und Mandelöl zur abgeseihten Substanz, kochen es, bis diese die Konsistenz des Julep[332] annimmt, und trinken diese, wenn sie lauwarm ist. Wenn man noch die Herzen von bitteren und süßen Mandeln hinzufügt, nachdem sie gestampft sind, ist das Getränk sehr nützlich. Man kann auch noch Lakritzenwurzeln mit Kleie einweichen. All diese Bestandteile sind heilsam und für diese Krankheit weithin verwendet.“[333]

---

[329] Reinhard Schiller: Hildegard Pflanzenapotheke, a.a.O., S. 166-169.

[330] Maimonides: *On Asthma*, Vol. 1 (G. Bos), a.a.O., Chapter Twelve, S. 67.

[331] Treatise on the Regimen of Health (Vol. 4), a.a.O., S. 50, Anm. 39.

[332] Getränk mit Pfefferminzgeschmack.

[333] Maimonides: *On Asthma*, Vol. 1 (Gerrit Bos), a.a.O., Chapter Twelve, S. 67. Englisch nach Bos: „We soak wheat bran in hot water for one night, macerate and strain [abseihen] it, add sugar and almond oil to the strained substance, cook it until it assumes the consistency of the julep, and drink it when it is lukewarm. If one adds to it the hearts of bitter and sweet almonds after they are well pounded, it is very beneficial. One may also soak licorice root with the bran. All these compounds are beneficial and widely used for this disease.”

Ein weiteres Präparat aus Lecksaft, einer sirupartigen Flüssigkeit, reinigt die Lungen, kocht die überflüssigen Säfte („humors") in ihnen, mildert den Husten. Hier das Rezept dazu, das man bei Tag oder bei Nacht einnehmen kann:

„Koche zwei gleiche Teile von kernlosen Rosinen und Bockshornklee in reinem Wasser, seihe das Wasser, lass es stehen und verabreiche es fortwährend nach vorheriger Erwärmung."

Diese Arznei geht auf Galen zurück. Spätere Ärzte empfehlen folgende Mixtur: Bockshorn und Feigen kochen, Wasser durchseihen, Bienenhonig hinzutun, und verdicken, bis es ein (sirupartiger) Lecksaft (linctus) wird.[334]

Weitere gleichartige bzw. ähnliche Asthma-Rezepte, welche Maimonides in Kap. 12 empfiehlt, gehen auf Galen und andere Ärzte zurück. Seinem prominentem Asthma-Patienten und Auftraggeber des Asthmawerkes empfiehlt er – zusätzlich zu anderen Medikamenten - harzhaltige Piniennüsse. Diese solle er abkochen mit frischem Andorn, der halben Menge Nüsse, das Ganze abseihen, die Flüssigkeit mit einer etwa gleichen Menge von Honig mischen, dann so lange kochen, bis die Mixtur die Konsistenz des Honigs annimmt. Dieses Rezept wirkt höchst wohltuend auf die Brust[335] und erleichtert damit die Atmung.

Maimonides rät seinem Meister, immer **Opiumsirup**, zubereitet aus Schlafmohn, bei sich zu haben. Dieser Sirup war bereits Galen bekannt. Diese Arznei verhindere den Ausfluss, fördere den Schlaf, verdünne bestimmte Säfte, erleichtere den Husten und wirke gegen Bronchialkrankheiten. Die Bestandteile dieses Rezeptes beschreibt Maimonides ausführlich. Anschließend sollte der Patient evtl. auch noch Tragantgummi, aus dem Harz von verschiedenen Arten von Astragalus (Tragant), und arabischen Gummi (Harz der arabischen Akazie)[336] kombinieren, sie pulverisieren und in dem oben erwähnten Sirup über einem niedrigen Feuer auflösen und schluckweise zu sich nehmen. Astragalus, „ein traditionelles chinesisches Kraut", findet heute als naturheilkundliches Präparat wieder zunehmend Verwendung. Die homöopathische

---

[334] Maimonides: *On Asthma*, Vol. 1 (G. Bos), ebd. Chapter Twelve, S. 68.

[335] Maimonides: *On Asthma*, Vol. 1 (G. Bos), ebd. Chapter Twelve, S. 68.

[336] Zum Gummi vgl. das Kapitel „Gummi arabicum – das Exsudat der Seyal-Akazie" bei Renate Germer: Die Heilpflanzen der Ägypter, a.a.O., S. 66-68.

Firma Weleda bietet z.B. Astragalus-Ampullen und –Kapseln zur Stärkung des Immunsystems an.Diese Weleda-Präparate sollen auch die Ausschüttung von Histamin verhindern.

Ein vergleichbares Präparat, hergestellt vor allem aus irakischem Mohn, Zucker und Stärke, hat einen ähnlichen Effekt wie das oben von Maimonides beschriebene Rezept.[337]

In Absatz 5 von Kap. 12 bietet Maimonides eine höchst interessante Fallstudie. Er stellte für eine an Asthma leidende Frau ein sog. Electuarium, das man heute vor allem in der Tiermedizin verwendet, her. Mit dem Präparat wollte er die Lungen und das Gehirn reinigen, Abflüsse verhindern und sicherstellen, dass das Gehirn nicht allzu heiß sei. Sie litt bereits als junge Frau an dieser Krankheit. Das Gehirn der mageren Frau war weder heiß noch ungewöhnlich kalt. Das von Maimonides eingesetzte Mittel wirkte bereits während der Asthmaanfälle. Durch die Einnahme des Medikaments nach ihrer Behandlung nahmen die Anfälle ab, bis sie schließlich nur einmal im Jahr und später sogar nur einmal in zwei Jahren einen Anfall erleiden musste. Die Anfälle wurden zudem immer milder. Die folgende bereits Galen bekannte Mixtur richtet sich nach Galens Empfehlung, „dass sehr nützliche Drogen jene sind, welche sich aus Medikationen zusammensetzen, die sich nicht nur in ihrer Natur, sondern auch in ihrer Stärke unterscheiden."[338] Hier das Rezept:

Venushaar, in heißem Wasser aufgeweicht, aufs Geratewohl gekocht, Gewicht spielt keine Rolle. Nach dem Kochen des Venushaars wird Süßholzwurzel genauso bearbeitet. Anschließend wird eine Mischung erstellt aus 2 Gläsern Venushaarabkochung, einem Glas aus dem Sud der Süßholzwurzel, einem Glas frischem Fenchelsaft, 2 Gläsern verdicktem Traubensaft. Die Mischung kommt auf ein niedriges Feuer, wird dort (noch einmal) gekocht. Daraus wird ein honigfarbener Sirup, schmeckt köstlich und ist auch heilsam. Für seinen „Meister" verfeinerte er diese Rezeptur noch weiter mit anderen Bestandteilen, u.a. mit Lilienwur-

---

[337] Maimonides: *On Asthma*, Vol. 1 (G. Bos), ebd. Chapter Twelve, S. 69f.

[338] Maimonides: On Asthma, Vol. 1 (G. Bos), Chapter 12, S. 70, Nr. 5: „that very beneficial drugs are those compounded from medications which differ not only in their nature but also in their strength":

zeln[339], runder Osterluzei, Syrischem Ingwer, Narde, Karottensaat, Andorn und Färberröte (Krapp). Insgesamt hat das speziell für den „Meister" verfeinerte Präparat 18 Bestandteile und wiegt insgesamt etwa 16 Unzen. Maimonides betont, dass er dieses neue verfeinerte Rezept bisher nicht bei einem früheren Arzt entdeckte, und stellt ausdrücklich fest, dass er dieses nach den „Regeln des analogen Denkens" („rules of analogical reasoning") herstellte. Vermutlich ist hier das bereits Hippocrates bekannte homöopathische Prinzip, dass Gleiches mit Gleichem bzw. Analoges mit Analogem behandelt werde (*Similia similibus curentur*), gemeint. Er empfiehlt seinem Meister, dieses neue von ihm hergestellte Originalrezept sowohl in Zeiten der Gesundheit als auch in Zeiten von Asthmaanfällen einzunehmen, ausgenommen jedoch bei hohem Fieber des Patienten.[340]

Maimonides beschränkt seine Asthma-Therapie nicht auf Absude und Sirups, sondern betrachtet **Suppen** nicht nur als Nahrungs-, sondern auch als Heilmittel. Suppen werden auf Getreide-, auf Fleisch- oder kombinierter Basis zubereitet. Die im „Treatise on the Regimen of Health" beschriebene Gerstenschleimsuppe entspricht wohl dem arabischen Kashk.[341]

Bei Heiserkeit und Husten empfiehlt er besonders Suppe von alten Hähnen. Auch Suppen bzw. Soßen von gebratenem Fleisch, z.B. Hammel und Geflügel[342], können den Gesundungsprozess im Falle von Asthma, bei asthmaähnlichen und bei zahlreichen anderen Krankheiten beschleunigen.

In Kap. 12 erörtert Maimonides auch die noch heute in Medizin und Kosmetik höchst aktuelle Frage, ob Medikamente gegen Asthma besser in Form von **Ölen**, **Salben, Pulver** oder **Cremen** verabreicht werden sollten. Schon im alten Ägypten wurde eine Gesichtscreme aus geklärtem Rindertalg, „vermengt mit Myrrhe"[343], hergestellt. Sie sollte zur

---

339 Ein mit Lilienwurzel, Fenchelwurzel, Venushaar, Eibisch, Zitronenschale und Rosinen zubereitetes Absud–Rezept findet sich in Kapitel 12 (S. 66) des Asthmawerkes.

340 Maimonides: *On Asthma*, Vol. 1 (G. Bos), ebd. Chapter Twelve, S. 70f.

341 Maimonides Treatise on the Regimen of Health, a.a.O., Vol. 1, S. 51, Anm. 51.

342 Maimonides: *On Asthma*, Vol. 1 (G. Bos), ebd. Chapter Four, S. 19f.

343 Peter W.F. Heller: Ärzte, Magier, Pharaonen – Mythos und Realität der altägyptischen Medizin, Leipzig 2008, S. 165.

Hautregeneration anregen. Salben werden nicht nur aus Heilpflanzen, sondern auch aus dem Fett verschiedener Tiere und vielfach auch noch aus anderen Substanzen zubereitet. Im alten Ägypten „diente bei der Mehrzahl der Salben Honig“[344] als Salbengrundlage. Salben wurden „entweder einmassiert oder mit Verbänden aufgelegt“.[345] Auch Hildegard von Bingen stellt Salben nicht nur aus Pflanzen, sondern auch aus tierischen Bestandteilen, vor allem aus dem „Fett von Schaf, Ziege, Rind, Hirsch, Bär, Schwein sowie Kuhbutter“[346] her.

Unter Bezugnahme auf den in Sevilla um 1090 herum geborenen und 1161/62 verstorbenen Mediziner **Abu Marwan Ibn Zuhr** (Avenzoar) neigt Maimonides eher zur Pulverisierung und empfiehlt folgendes Rezept von Ibn Zuhr, wobei er den verabreichenden Arzt direkt anspricht:

“Nimm drei Dirhams Muskatblüte; je zwei Dirhams Narde und Sandelöl, ein Mithqāl[347] Myrrhe; ein Viertel eines Dirham alten Kampfer. Pulverisiere diese Mischung gründlich, seihe sie durch, knete sie mit Rosenwasser und mache Pastillen aus der Paste. Nimm davon eine Pastille nach der anderen, pulverisiere diese und wende das Produkt an auf einen Platz, wo sich das Kopfhaar teilt. Im Sommer sollte Rosenwasser genommen werden. Im Winter dagegen sollte die Kopfmitte mit Quittenöl eingerieben und dann dieses fertige Pulver darauf gestreut werden.“[348]

Maimonides beschreibt auch – wohl in Anlehnung an den aus Cordoba stammenden Ibn Rushd, bekannter unter dem Namen Averroes (1126-

---

344 Heller: Ärzte, Magier, Pharaonen, ebd., S. 165.

345 Henry E. Sigerist: Anfänge der Medizin, a.a.O., S. 311.

346 Reinhard Schiller: Hildegard Pflanzenapotheke, a.a.O., S. 33f.

347 1 Mitqāl entspricht im mittelalterlichen Ägypten 4,68 Gramm, 24 Karat zu 0,195 g, das entspricht dem 72. Teil des alten ägyptisch-römischen Pfundes. Vgl. dazu Walther Hinz: Islamische Masse und Gewichte, a.a.O., S. 4.

348 Maimonides: *On Asthma*, Vol. 1 (G. Bos), ebd., Chapter Twelve, S. 72. Übersetzung: [Take] three *dirhams* of mace; two *dirhams* each of nard and maqāsīrī sandalwood; one *mithqāl* of myrrh; and one-quarter of a *dirham* of old camphor *[cinnamomum camphora]*. Pulverize this [mixture] thoroughly, strain them, knead them with rose water, and make pastilles of [the paste]. From it, take one pastille after another, pulverize [them], and apply the powder to a spot where the hair of the head parts. In the summer this should be done with rose water, while in the winter the middle of the head should be rubbed with quince oil and then that powder should be sprinkled on it.”

1198) – die Zubereitung des Quittenöls, welches eher als ein Zusatz zum obigen Asthmarezept verstanden werden muss:

„Nimm eine Unze wohlriechendes Rosenöl, presse eine Quitte hinein, füge ein halbes Dirham Mastix (Mastixharz) und ein Viertel Dirham Narde dazu, und leg es auf heiße Asche. Nimm es dort weg, bis die Flüssigkeit verdampft ist, dann sammle das Öl und bewahre es auf.“ [349] Reinhard Schiller beschreibt zwei Möglichkeiten, wie man noch heute Pflanzenaschen herstellen kann.[350]

Maimonides begnügt sich bei der Asthmabehandlung seines Auftraggebers aber nicht mit diesen von Averroes stammenden Rezepten, sondern empfiehlt seinem Patienten auch die Einnahme von rohem Amber (fossiles Baumharz, auch als Schmuck verwendet), der ein heißes oder kaltes Gehirn stärken soll, und von Endivie (Cichorium endivia), die heute im Grunde nur noch ein Nahrungsmittel ist, zur Stärkung der Leber. Diese beiden Arzneien lösen Niesreiz aus und wirken desinfizierend. Angesichts dieser Effekte kommt nach Maimonides kein vergleichbares Medikament für den Auftraggeber in Frage.[351]

In diesem Zusammenhang verweist Maimonides noch auf andere Arzneimittel, welche vergleichbare desinfizierende Effekte haben und das Gehirn stärken. Dazu gehört auch ***Aloe vera***, welche man ins Feuer wirft und von der man den Dampf bzw. Rauch durch die Nasenlöcher und den Mund einatmet. Pflanzliche Substanzen werden bei Maimonides und überhaupt in der arabischen Medizin des Mittelalters nicht nur innerlich, sondern auch äußerlich – als Pulver, Salbe etc. – angewendet. Es gibt bei ihm auch Medikamente, welche geräuchert werden. Die geräucherten Substanzen werden dann in Form von Dämpfen – höchst modern - inhaliert. Im altägyptischen Papyrus Ebers 54 wird bereits ein **Inhalationsapparat** beschrieben. Auch die assyrischen Ärzte besaßen solche **Inhalationsgeräte**.[352] Man darf also annehmen, dass es sie auch noch in der Zeit von Maimonides gab. Die technische Ausstattung der Arztpraxen

---

[349] Maimonides: *On Asthma*, Vol. 1 (G. Bos), a.a.O., Chapter Twelve, S. 72. Übersetzung: „Take one ounce of fragrant rose oil, squeeze a quince into it, add half a *dirham* of mastic and a quarter of a *dirham* of nard, and put it on hot ashes. Leave it there until the liquid has evaporated, [then] collect the oil and store [it].”

[350] Reinhard Schiller: Hildegard Pflanzenapotheke, a.a.O., S. 35f.

[351] Maimonides: *On Asthma*, Vol. 1 (G. Bos), ebd. Chapter Twelve, S. 72.

[352] Henry E. Sigerist: Anfänge der Medizin, a.a.O., S. 448.

von Maimonides und Kollegen beschränkte sich jedoch, auch wenn das in seinem Asthmawerk nicht namentlich erwähnt wird, nicht auf solche Geräte. Von einer Gerätemedizin, wie sie im 21. Jahrhundert immer mehr praktiziert wird, war damals aber noch keine Rede. Wir dürfen annehmen, dass Maimonides weitere „pneumatische Instrumente" und weitere medizinische Werkzeuge in seiner Praxis – nicht nur zur Bekämpfung des Asthmas - zum Einsatz brachte. Höchstwahrscheinlich waren die Instrumente, welche der arabische Mediziner Al-Gazari in seinem im Jahre 1206 – zwei Jahre nach dem Ableben von Maimonides – verfassten Werk „Über die pneumatischen Instrumente" darstellt und beschreibt, den führenden arabischen Medizinern bereits im 12. Jahrhundert bekannt.[353] Nach Auffassung des in Turkestan geborenen Philosophen türkischer Abstammung Abu Nasr Al-Farabi (870-950 u.Z.)[354] gibt es „sieben Disziplinen des Wissens, die für ein Verständnis der Kunst der Medizin"[355] notwendig sind.[356] In der siebten Stufe (= Disziplin) lernt der arabische Arzt in seiner Ausbildung – gewissermaßen als Krönung – die nicht näher beschriebenen Werkzeuge kennen, mit welchen dieser die Gesundheit seiner Patienten erhält bzw. die verlorene Gesundheit wiederherstellt. Vermutlich gehören auch die eben erwähnten Inhalationsgeräte dazu.

Inhalationen zur Milderung des Asthmas empfiehlt Maimonides auch für eine Mischung aus der Wurzel von *Aucklandia costus*, flüssigem Storax (*Styrax officinalis*), rotem Arsen, Harz vom Terpentinbaum, Galbanum (Gummiharz der *Ferula galbaniflua*) und Mastix.[357] Trotz des Einsatzes

---

[353] Karl Kunze: Bauwerke und Kunsthandwerk im Dienst des Islam, in: Weltgeschichte, Bd. 5 Kaiser und Kalifen, Gütersloh 1996, S. 239-260, hier S. 246 „Automat zur Blutmessung" in einer Buchillustration von 1315 zu dem 1206 von Al Gazari verfassten Werk „Über die pneumatischen Instrumente".

[354] Gerhard Steinborn: Islamische Geisteswelt im Mittelalter, a.a.O., S. 222.

[355] Für Maimonides ist die Medizin mehr „Kunst" als „Wissenschaft". Vgl. dazu Wilhelm Kaltenstadler: „Kurz ist das Leben, lang die (ärztliche) Kunst…". Das medizinische Werk des Moses Maimonides, Deutsche Medizinische Wochenschrift (DMW), Weihnachtsheft, 135. Jahrg., 2010, S. 2563-2566.

[356] „Maimonides′ Commentary on the Aphorisms of Hippocrates", publiziert durch „The Maimonides Research Institute" in Haifa unter maßgebender Mitwirkung von Fred Rosner als Vol. 2 von „Maimonides′ Medical Writings" im Jahre 1987, S. 15. Auf Englisch: „seven divisions of knowledge necessary for an understanding of the art of medicine".

[357] Maimonides: *On Asthma*, Vol. 1 (G. Bos), a.a.O., Chapter Twelve, S. 73.

moderner meist allopathischer Medikamente, z.B. der Beta-2-Mimetika, gibt es selbst heute noch eine Inhalationstherapie mit Inhalationsgeräten – was in schweren Fällen aber meist nicht ausreicht. Auch Klistiere finden heute noch Verwendung, vor allem bei Kindern.

Klistiere sind Medikamente, welche Maimonides und seine muslimischen Kollegen von den antiken Ärzten übernommen und rektal verabreicht haben. Man darf annehmen, dass es in Ägypten, wo er als Arzt am Hofe des Sultans in Kairo wirkte, eine ungebrochene Therapietradition – nicht nur bei der Anwendung von Klistieren – von der Antike bis ins Mittelalter hinein gegeben hat. Dabei ist zu beachten, dass bereits die antiken Ärzte ihr medizinisches Wissen in einem beachtlichen Ausmaß von den altägyptischen Ärzten übernommen haben.[358]

Die Klistierpraxis ist auch noch bei einigen Indianerstämmen und afrikanischen Stämmen verbreitet. Die alten Ägypter verwendeten aber zusätzlich zu den Klistieren regelmäßig Brechmittel, mit denen sie mindestens einmal im Monat die Eingeweide entleerten.[359] In der Antike waren die Klistiere ziemlich gewichtig, sie betrugen „gewöhnlich einen halben bis eineinhalb Liter".[360] Bei den alten Ägyptern war der Facharzt für Inneres für „das ′In-Ordnung-Bringen′ des Verdauungskanals, was am probatesten mit dem Verabreichen von Klistieren durchgeführt wurde", zuständig. Darum ist der Titel „Hüter des Afters"[361] nicht nur anschaulich, sondern auch passend.

Eingriffe erfolgten nicht nur über den After mittels Klistieren bzw. **Suppositorien**, sondern bei Erkrankungen der Harnwege auch als **Injektionen** „durch Kupfer- oder Bronzeröhrchen in die Harnröhre".[362] Suppositorien kommen in der Antike vor allem „bei der Behandlung des Mastdarms und der Scheide" vor.[363] Bei Maimonides finden sich am meisten von diesen eben genannten Methoden die Klistiere behandelt.

Je nach Konstitutionstyp, Art und Schwere der Asthmaerkrankung kannte Maimonides verschiedene Versionen von Klistieren von milder bis kräftiger Zubereitung. Das mildeste Klistier weist folgende Bestandteile

---

[358] Vgl. Renate Germer: Die Heilpflanzen der Ägypter, a.a.O., S. 156-159.
[359] Henry E. Sigerist: Anfänge der Medizin, a.a.O., S. 227f.
[360] Henry E. Sigerist: Anfänge der Medizin, ebd., S. 311.
[361] Peter W.F. Heller: Ärzte, Magier, Pharaonen, a.a.O., S. 75.
[362] Henry E. Sigerist: Anfänge der Medizin, a.a.O., S. 448.
[363] Henry E. Sigerist: Anfänge der Medizin, ebd., S. 311.

auf: Ein halbes *ratl* Rübensaft, vier Unzen Sesamöl, beide sind zu kochen, dann ein *Dirham* Borax (hydriertes Natriumborat). Stärker ist folgendes Klistier: Olivenöl, in welchem Weinraute gekocht wurde, mit ein wenig Borax-Natron. Noch stärker ist das folgende Klistier, welches Maimonides auch als **Abführmittel** (purgative) bezeichnet: eine Handvoll Minze und Aneth. Nach der Aufzählung einiger Abführmittel beschreibt Maimonides ein Rezept, das seiner Meinung nach das kräftigste ist:

„Nimm je ein *Dirham* römischen Nesselsamen und gemeinen Tüpfelfarn, ein halbes Dirham des Saftes der Strahlgurke, ein Viertel Dirham Kürbismark und drei habbas geschälte Pistaziennüsse; knete diese Bestandteile mit Selleriesaft und mache unter Verwendung von Mandelöl Pillen daraus. Dieses Abführmittel vertreibt die vielen dicken, dickflüssigen und schlechten Körpersäfte.“[364]
Maimonides beherrscht den Geist der medizinischen Dosierung und Differenzierung auch in der heiklen Frage der Anwendung von Abführmitteln. Als erfahrener Arzt zeigt er die Bedingungen auf, unter denen sie zum Heilerfolg führen: Korrekte Anwendung durch den Arzt, evtl. Auswahl einer einzigen passenden Art von Myrobalan – es gibt weit über 100 Arten - zur Reinigung des Körpers bei Asthma. Die Myrobalane sind Pflanzen, welche zur Familie der Flügelsamengewächse (Combretaceae) gehören und in den Tropen gedeihen. Sie „dienen zur Gewinnung von Stoffen wie zyklischen Triterpenen, Flavonoiden und Tanninen. Einige dieser Substanzen sind wirksame Mittel gegen Bakterien und Pilze; auch krebsbekämpfende Stoffe sind darunter.“[365]

Nicht immer muss die kräftigste Abführungskur gewählt werden. Manchmal reicht schon im Falle einer der Entspannung dienenden Therapie „eine milde und leichte Reinigung mit indischem Goldregen und

---

[364] Maimonides: *On Asthma*, Vol. 1 (G. Bos), a.a.O., Chapter Twelve, S. 76, Nr. 8. Englische Version nach G. Bos: „[Take] one *dirham* each of Roman nettle seed and common polypody [Polydium vulgare], half a *dirham* of the juice of squirting cucumber *[Echalium elaterium]*, one quarter of a *dirham* of pulp of colocynth, and three *habbas* of shelled pistachio nuts; knead [these ingredients] with celery juice and make pills from them, using almond oil. This [purgative] expels the many thick, viscous, and bad humours.”

[365] http://de.wikipedia.org/wiki/Myrobalanen (Stand 30.12.2011)

Rhabarber."[366] Der Arzt sollte sich dabei jedoch vor Augen halten, dass beide Medikamente allerdings nichts zur Reinigung des Kopfes und der Lungen beitragen.[367] Im Folgenden beschreibt Maimonides Abführmittel, "welche die geschicktesten Ärzte im Maghreb wiederholt in meiner Gegenwart getestet haben."[368] Maimonides will mit diesem Satz zeigen, dass er neue Medikamente gründlich testen lässt und selber testet. Zwei Seiten weiter hält er mit einer noch deutlicheren Aussage die differenzierende Methode und das Ziel seiner maghrebinischen Forschungen fest:

„All diese Formeln bekamen wir als persönliche Anleitung von den Ältesten im Maghreb. Nur wenig findet sich in Büchern geschrieben, und diese (Formeln) sind unter den Leuten unbekannt. Ich habe all das aufgeschrieben, um den Menschen so viel Wohlergehen wie möglich zukommen zu lassen. Doch die Wirkung jedes Abführmittels und seiner Absetzung – oder seiner Unterbrechung, wenn es zu stark wirken sollte – darzustellen oder zu beschreiben, wie man negativen Begleitsymptomen entgegenwirken sollte, ist ein Hauptgegenstand in der Kunst der Medizin, aber ein Punkt, der über das Ziel dieser Abhandlung hinausreicht. Denn all diese Dinge variieren nach den unterschiedlichen angenommenen Medizindisziplinen, den verschiedenen Lebensaltern, Temperamenten, Orten und Jahreszeiten." [369]

Das Zitat bedarf einer gewissen Interpretation: Diese Rezepte aus dem Maghreb bezeichnet er ausdrücklich als ***formulas***, also als Formeln. Es handelt sich dabei aber nicht um sog. Volksmedizin, denn er bekommt

---

[366] Maimonides: *On Asthma*, Vol. 1 (G. Bos), ebd. Chapter Twelve, S. 76, Nr. 8: "a mild and light purgation with Indian laburnum and rhubarb".

[367] Maimonides: *On Asthma*, Vol. 1 (G. Bos), ebd. Chapter Twelve, S.76.

[368] Maimonides: *On Asthma*, Vol. 1 (G. Bos), ebd. Chapter Twelve, S. 76-78. Dazu der englische Text Kap..12, S. 76, Nr. 9: „which the most skillful physicians in the Maghreb have tested repeatedly in my presence."

[369] Maimonides: *On Asthma*, Vol. 1 (G. Bos), ebd., Chapter Twelve, S. 78. Englische Übersetzung nach G. Bos: „All [these] formulas we received as [personal] instruction from the elders in Maghreb. Only a little of it is written in books, [and these are] unknown among the people. I have written all of this in order to provide as much benefit as possible to all people. However, [to describe] the effect of [every purgative] medicine and its cessation – or its discontinuation when [its effect] is too strong – or [to describe] how to counteract accompanying bad symptoms is a major subject in the art of medicine, but [one] beyond the scope of this treatise. For all these things vary according to the different medicines ingested and the different ages, temperaments, places, and seasons of the year." (Kap. 12, S. 78, Nr. 10).

seine Formeln von den Älteren und auch nicht aus Büchern. Die „begleitenden schlechten Symptome“ (accompanying bad symptoms) deute ich als Nebenwirkungen, welche der praktizierende Arzt zu berücksichtigen hat. Zu beachten hat der Arzt auch die Einnahme unterschiedlicher Arzneimittel, das unterschiedliche Alter, die unterschiedlichen Temperamente, Orte und Jahreszeiten.

Zum Abschluss von Kapitel 12 kommt Maimonides noch einmal auf die Brechmittel (emetics) zurück und beschreibt die Bestandteile solcher Brechrezepte mit den dazugehörigen Gewichtsangaben.[370] Am Ende des Kapitels weist Maimonides, um Missverständnissen vorzubeugen, darauf hin, dass die in dieser Abhandlung (Kapitel 12) präsentierten Heilmethoden keinen Anspruch auf Vollständigkeit erheben. Es geht ihm vor allem darum, “jene Arzneien auszuwählen, die man leicht herstellen kann and die von den meisten Leuten leicht eingenommen und von den meisten Ärzten angewendet werden.”[371]

Was allgemein für die Therapie bei Maimonides gilt, das trifft auch für die Behandlung von Asthma – und zwar nicht nur bezogen auf Kapitel 12 - zu: Sehr häufig werden verschiedene Heilmethoden, z.B. Einnahme von pflanzlichen Arzneien, tierische Bestandteile, spezielle Diät, Klistiere und Einatmen von Räuchersubstanzen über den Mund etc. miteinander kombiniert. Es liegt also der oft langfristig geplante Heilerfolg in der sinnvollen Kombination mehrerer Methoden miteinander.[372] Eine Kombinationstherapie sieht also Maimonides auch für die Behandlung des Asthmas vor. Wie Maimonides sind die Ärzte des 20. Jahrhunderts endgültig zur Erkenntnis gelangt, dass nicht nur das Asthma, sondern auch die in der Antike allgegenwärtige Lepra primär die Folge einer falschen bzw. mangelhaften Ernährung ist.

Lepra – die Folge falscher Ernährung?

Richtige Ernährung, möglichst mit regelmäßiger Bewegung in frischer Luft verbunden, hilft allerdings nicht nur gegen Asthma und andere

---

[370] Maimonides: *On Asthma*, Vol. 1 (G. Bos), ebd. Chapter Twelve, S. 78.

[371] Maimonides: *On Asthma*, Vol. 1 (G. Bos), ebd. Chapter Twelve, S. 78f. Englisch nach G. Bos: „to select those medicines which are easily prepared and which are easily taken by most people and applied by most physicians.”

[372] Ein Beispiel einer solchen Kombinationstherapie bei Erkrankung der Brust und der Lungen findet sich bei Henry E. Sigerist: Anfänge der Medizin, a.a.O., S. 445f.

chronische Krankheiten, wie in den obigen Kapiteln geschildert, sondern – auch vorbeugend – gegen eine lange Zeit für unheilbar geltende Krankheit wie **Lepra**. Seit 1872 ist zwar bekannt, dass Lepra durch bestimmte Bakterien ausgelöst und sogar ein sehr Gesunder davon befallen werden kann; man weiß aber inzwischen, dass die tiefere Ursache für eine Erkrankung an Lepra eine andere ist. Im Falle einer gesunden Ernährung und einer intakten Umwelt (z.B. sauberes Trinkwasser) ist jedoch das Immunsystem der meisten Menschen so stark, dass trotz der bakteriellen Infektion die Lepra gar nicht ausbricht und auch keine bleibenden Schäden hinterlässt. Selbst wenn die Lepra von einer Person Besitz ergriffen hat und der Betroffene die typischen Leprasymptome aufweist, kann die Krankheit, wenn sie sich noch im Anfangsstadium befindet, mit einer gezielten Diät geheilt werden. In Alexandria soll es nach Maimonides wegen des dort herrschenden Klimas und der (mangelhaften) Ernährung zahlreiche Leprakranke gegeben haben, nicht jedoch in Deutschland und im Land der Skythen, wie Maimonides ausdrücklich feststellt. Maimonides erkennt im Falle der Skythen den signifikanten Zusammenhang zwischen ihrer Ernährung, die vor allem in Milch und Milchprodukten besteht, und dem Nichtauftreten der Lepra bei ihnen.[373] Vom Modell der skythischen Ernährung ausgehend, schlägt Maimonides seinen an vorgerückter Lepra oder einem Karzinom leidenden Patienten eine Ernährung vor, die vor allem aus Gerstenbrei und Milchsuppe (Buttermilch) besteht. Zusätzlich zu dieser kalziumreichen Ernährung empfiehlt Maimonides beim Gemüse vor allem Eibisch, die afrikanische Weinraute, weißen Gänsefuß und Kürbis, beim Fisch solche, die sich unter Felsen vermehren, bei den Vögeln alle außer Wasservögeln. Auch bestimmte Teile von Vipernfleisch, gekocht in viel Wasser, ein wenig Olivenöl, Dill und *Allium porrum* (Lauch, Porree) kommen als ergänzende Therapie in Frage.[374] Maimonides kommt in seiner Lepra-Diät-Therapie zu den gleichen Erkenntnissen wie die heutige Lepramedizin, auch wenn er die Entstehung der Krankheit als Folge einer bakteriellen Infektion noch nicht gekannt hat und seiner Meinung nach die verstümmelnde Lepra „auch gemeinhin durch das schwarze

---

[373] Maimonides´ Medical Aphorisms, Vol. 3, a.a.O., Ninth Treatise (contains aphorisms pertaining to specific disease entities), S. 169, Nr. 7.

[374] Maimonides´ Medical Aphorisms, Vol. 3, a.a.O., Ninth Treatise, ebd. S. 169f, Nr. 108.

Blut verursacht ist“ [375], das den Säftehaushalt des Körpers durcheinander bringt und zur Bildung von Geschwüren, nicht zuletzt im Gesicht, führe.

Allheilmittel Theriak – auch ein Medikament gegen Asthma?

Eine massive Kombination von zahlreichen - angeblich bis zu über 300 verschiedenartigen - Bestandteilen (nicht nur Heilpflanzen, sondern auch tierische Relikte und Mineralstoffe etc.) findet sich wie bei kaum einem anderen antiken und mittelalterlichen Rezept beim sog. **Theriak**, dem jedoch Maimonides kein spezielles Kapitel widmet. Der Einsatz des Theriaks wurde in der Medizin der Antike und des Mittelalters immer dann für notwendig erachtet, wenn, wie auch beim Asthma, die Säfte des Körpers aus dem Gleichgewicht geraten waren.

Der Theriak war ein Kombinationsmedikament, welches weitaus mehr Bestandteile enthielt als jedes andere Kombinationspräparat. Im Laufe der Medizingeschichte änderten sich nicht nur die Bestandteile, sondern wurden immer mehr. Die zunehmende Anzahl der Bestandteile ist auch ein Zeichen dafür, dass viele Theriakerzeuger in ganz Europa und Vorderasien in regem Wettbewerb miteinander standen.

Das *Electuarium* von Theodoretus (etwa um 110 u.Z.) umfasst vor allem folgende Ingredienzien: Aloe[376], Rhabarber, Safran, Orris-Wurzel („von der Pflanze Iris Pallida, die vorwiegend in der Umgebung von Florenz kultiviert wird“), Kürbis (Colocynthis), Zimt, Pfeffer, Scammony und Enzian. Der *Theriak* des Mithridates VI Eupator (König von Pontus von 120 – 63 v.u.Z.), der berühmteste von allen, soll 71 Bestandteile aufgewiesen haben. Mithridates soll diesen nach sich als „Mithridat“ bzw. „Mithridaticum“ benannt haben. Mit der Einnahme dieses Theriaks soll Mithridates gegen Giftanschläge vorgebeugt haben. In römischer Zeit diente die Universalarznei sogar der Immunisierung. Von den 71 Teilen des „Mithridat“ waren nach Fred Rosner 58 tonisch oder stimulierend, einer narkotisch, fünf abführend oder diuretisch. Der Rest diente dazu,

---

[375] Maimonides´ Medical Aphorisms, Vol. 3, a.a.O., Ninth Treatise, ebd. S. 166f, Nr. 98. Englisch: „is also most commonly caused by black blood“.

[376] Galen stellt in seinem Buch *De Alimentorum Virtutibus* die Behauptung auf, dass „people from ancient generations“ sich allein von Aloe ernährten, „because it nourishes the body, as do many (types of) of grains and seeds from which bread is prepared“. Auf diese Stelle nimmt Maimonides Bezug in der 24. Abhandlung seiner “Medical Aphorisms”, a.a.O., S. 389, Nr. 31.

diese Ingredienzien in Form eines Electuariums zusammenzuhalten.[377] Nach Wikipedia sollen es nur 54 Ingredienzien gewesen sein. Unter diesen befanden sich auch „magische" Zutaten wie Entenblut, Schlangen- und Krötenfleisch."[378]

Der „Große Theriak" (Great Theriak), der aus 42 Essenzen („remedies") besteht,[379] kommt nicht nur gegen Asthma, sondern gegen vielfältige Krankheiten zum Einsatz. Bei Bisswunden und Vergiftungen wirkt er wie ein Gegengift, nämlich antiseptisch, und zieht das Gift aus dem Körper.[380] Bei einem Schlangenbiss eignet sich als Alternative für den Theriak auch in Wein abgekochtes Mädchenhaar.[381] Natürlich bietet Maimonides in seiner „Abhandlung über Gifte" noch weitere Möglichkeiten, um Bisswunden zu heilen.[382] Der große Theriak war jedoch weitaus mehr als ein Gegengift gegen Vergiftungen und Bisswunden. Er wurde auch im mittelalterlichen Ägypten gegen zahlreiche Krankheiten und auch als vorbeugendes Heilmittel neben dem Electuarium des Mithridates verabreicht. Es scheint, dass er im 12. Jahrhundert zu einem allgemeinen Volksheilmittel wurde. Dabei hat der Wesir von Ägypten auf Anregung von Maimonides die ägyptischen Ärzte angewiesen, den „Großen Theriak" und das Electuarium des Mithridates herzustellen und den Patienten anzubieten. Die Zubereitung dieser beiden Präparate war aber in Ägypten mit großen Schwierigkeiten verbunden. Denn viele der zahlreichen Pflanzen-Bestandteile, wenn man vom Schlafmohn einmal absieht, kamen in Ägypten nicht vor und mussten darum auf Befehl des Wesirs aus weit entfernten Ländern des Ostens und Westens herbeige-

---

[377] Treatise on the Regimen of Health, in: Moses Maimonides´ Three Treatises on Health, Vol. 4, a.a.O., S. 49f, Nr. 32. Zum Theriak von Mithridates vgl. auch Maimonides´ Treatise on Poisons and their Antidotes, in: Maimonides´ Medical Writings, Haifa 1988, Vol.1, S. 35f.

[378] Quelle Internet: http://de.wikipedia.org/wiki/Theriak (Stand 26.01.2010). Zu den Bestandteilen des "Mithridates" vgl. Jābir Ibn Hayyān: Das Buch der Gifte des Ǧābir ibn Hayyān: Arabischer Text in Faksimile (MS. Taymūr, Tibb 393, Kairo), hrsg. und übersetzt durch Alfred Siggel, Wiesbaden 1958, S. 217.

[379] Maimonides´ Treatise on Poisons and their Antidotes, Vol. 1, a.a.O., S. 40. Zu den Bestandteilen des "Großen Theriak" vgl. Alī ibn Rabban al-Tabarī: Firdaws al –hikma, hrsg. durch M. Z. Siddiqi, Berlin 1928, S. 440-450.

[380] Treatise on Poisons and their Antidotes, in: Maimonides´ Medical Writings, Vol. 1, a.a.O., S. 40f.

[381] Treatise on Poisons and their Antidotes, ebd. S. 66.

[382] Treatise on Poisons and their Antidotes, ebd. S. 67ff.

schafft werden. Diese beiden mit viel Mühe und Aufwand hergestellten Theriakarten sollten die ägyptischen Ärzte möglichst vielen Patienten zukommen lassen. Die beiden Präparate gab es, wie Maimonides ausdrücklich feststellt, nicht in den meisten königlichen Lagerhäusern und auch nicht auf den Märkten und in privaten Geschäften.[383] Beide in Ägypten angewendeten Theriakvarianten halfen, wie oben schon angedeutet, indirekt auch gegen Asthma, indem sie als generelle Heilmittel das Immunsystem stabilisierten sowie den Körper und seine Organe entgifteten. Indem sie also universell wirkten, stärkten sie den Gesamtorganismus auch gegen eine spezielle Krankheit, die man auch heute nicht so leicht auf ein einziges Organ wie die Lunge reduzieren kann. Es ist darum auch nicht verwunderlich, dass Maimonides in fast allen seinen Werken immer wieder Bezug nimmt auf das Allheilmittel „Theriak".

Der Theriak findet sich in den Werken des Maimonides nicht nur im „Treatise on Poisons", der „Abhandlung über die Gifte", sondern auch in den Aphorismen des Maimonides, im Maimonides-Kommentar zu den Aphorismen des Hippokrates und im zweiten Kapitel des „Treatise on the Regimen of Health". Maimonides empfiehlt in dieser Abhandlung die Einnahme des Theriak jeden zehnten Tag.[384] Der Theriak findet sich auch mehrfach erwähnt vor allem im 13. Asthmakapitel (siehe unten), in welchem immerhin allgemeine und spezielle Gesundheitsregeln erörtert werden. Es hat mich gewundert, dass Maimonides den Theriak nicht in Kap. 12, das sich ja speziell mit den Medikamenten und Heilmethoden zum Asthma auseinandersetzt, sondern erst im abschließenden Kapitel 13 würdigt. Dieses Schlusskapitel beschäftigt sich nicht speziell mit dem Asthma, sondern mit den „allgemeinen Regeln zur Gesundheitskur und Heilung von Krankheiten". Das Fehlen des Theriaks in Kapitel 12 muss man wohl so deuten, dass der Theriak nicht als primäres Medikament bei der Asthmatherapie von Maimonides zum Einsatz kam.

Der Theriak blieb weder lokal auf Ägypten und den Vorderen Orient noch zeitlich auf das Mittelalter beschränkt. Dieses Universalheilmittel

---

[383] Maimonides′ Dedication and Introduction, in: The Medical Writings of Moses Maimonides, Vol. 1, a.a.O., S. 35f.

[384] Moses Maimonides′ three Treatises on Health, in: Medical Writings, a.a.O., S. 45, 50 und 51.

fand wohl in erster Linie über Iberien und Italien Eingang in das restliche Europa. Die größte Produktionsstätte von Theriak war bis in die Neuzeit hinein Venedig, von dort kam der Theriak auch in den Fernhandel. Auch Nürnberg und Amsterdam verdienten gut am Theriakhandel. Selbst Klöster wollten sich das gute Geschäft nicht entgehen lassen. Manfred Dinnes (www.dinnes.eu) hat für Regensburg nachgewiesen, dass man den Theriak bis weit in die Neuzeit hinein im Kloster St. Emmeram braute und nicht zuletzt in Zeiten der Pestepidemien, welche nicht nur in Regensburg sehr zahlreich auftraten, unter die verängstigten Leute brachte. Die Anzahl der Ingredienzien nahm dabei auch in Deutschland immer mehr zu und konnte bis zu 300 Bestandteilen umfassen. Natürlich gab es in chaotischen Zeiten wie bei Pestepidemien auch Missbräuche, nicht zuletzt von wandernden Händlern ausgehend, die man nach erfolgtem Verkauf nicht mehr greifen konnte.[385]

Auch die fortschreitende Industrialisierung und die wachsende Etablierung der modernen klassischen Medizin an den europäischen Universitäten konnten nicht einmal im progressiven 19. Jahrhundert den Theriak als Volksmedizin verdrängen. Es sind noch in diesem Jahrhundert zahlreiche verschiedene Rezepte zur Herstellung des Theriak überliefert. Sogar die *Pharmacopoea germanica* von 1882, die erste gesamtdeutsche Vorschrift für die Arzneibereitung, enthält das folgende Theriak-Rezept[386]:

- 1 Teil Opium
- 3 Teile spanischen Wein
- 6 Teile Angelikawurzel
- 4 Teile Rad. Serpentariae (Wurzel der Virginenhohlwurzel, Aristolochia serpentariae)
- 2 Teile Baldrianwurzel
- 2 Teile Meerzwiebel
- 2 Teile Zitwerwurzel
- 9 Teile Zimt
- 1 Teil Kardamom
- 1 Teil Myrrhe
- 1 Teil Eisenvitriol

---

[385] Text aus dem Theaterstück „Pesthauch über der Stadt“ von Prof. Manfred Dinnes, Quelle: Website http://www.theatercompanie.eu unter „Pesthauch“.
[386] Quelle: Meyers Konversationslexikon von 1897.

• 72 Teile Honig

Die moderne Medizin und Pharmaindustrie steht der Volksmedizin, vielfach sogar der Naturheilkunde und Homöopathie recht ablehnend gegenüber und bezweifelt immer wieder, allerdings nicht immer mit ausreichenden Argumenten, die Wirksamkeit von Natur- und homöopathischen Präparaten. Diese ablehnende Haltung gilt auch für den Theriak. Ich zitiere dazu Wikipedia: „Die Wirksamkeit von Theriak wird nach heutiger medizinischer Kenntnis zwar stark bezweifelt, eine experimentelle Prüfung steht jedoch noch aus.“[387]

Umwelt, Gymnastik und „Bewegungen der Seele“ (vor allem Kapitel 8)

Kapitel 8 des Asthmawerkes bringt die Asthmatherapie in Verbindung mit der Luft, also der Umwelt, und den „Bewegungen der Seele“. Mit dieser Erkenntnis war Maimonides seiner Zeit weit voraus. Es wäre durchaus denkbar, dass Sigmund Freud, der Begründer der modernen Psychotherapie, an die Seelenlehre von Maimonides anknüpfte. Zahlreiche Psychologen, Kinesiologen, Parapsychologen und Esoteriker werben nicht nur für diese neue Art der Psychologie, sondern sprechen wörtlich von den „Bewegungen der Seele“. Ein Beispiel: Harald Homberger wendet diese Methode, durch welche „Ereignisse und wirkende Wirklichkeiten aus dem aufgestellten System chronologisch ans Licht“ kommen, in seiner Praxis für Psychotherapie und systemische Familientherapie“ an. „In den ′Bewegungen der Seele′ werden keine Lösungen durch den Therapeuten hergestellt, sondern sie vollziehen sich aus sich selbst – im Einklang mit den Seelenkräften des Systems.“[388] Andere Therapeuten haben diese „Bewegung(en) der Seele“ zu einer „Schule des Schauens“[389] weiterentwickelt, wohl ohne zu ahnen, dass sie das viele Jahrhunderte vergessene Konzept von Maimonides wieder aufgenommen haben.

---

[387] Quelle Internet: http://de.wikipedia.org/wiki/Theriak (Stand: 26.01.2010), a.a.O.

[388] Quelle Inernet: http://www.harald-homberger.de/bewegungen_der_seele.html (Stand 19.12.2011).

[389] Quelle Internet: http://www.familienaufstellen.eu/familienstellen_schauen/ bewegungen_der_seele.html.

Gleich zu Beginn des Kapitels 8 seines Asthmawerkes bricht Maimonides eine Lanze für gesunde Luft. Es ist für Maimonides eine nicht mehr zu bezweifelnde Notwendigkeit, „die Luft zu bereinigen und zu verbessern und im Falle aller gesunden Leute ihre Verseuchung zu verhindern."[390] Bei Kranken verschlimmert eine solche Luft die Asthma-Erkrankung. Es gab bereits im 12. Jahrhundert in den mediterranen Großstädten wie Alexandria und Kairo, wo es bereits Hochhäuser und enge Straßenschluchten gab, Umweltverschmutzung mit verseuchtem Wasser und verdorbener Luft. In der modernen Großbibliothek von Alexandria, welche ganz bewusst in der Tradition des antiken Museions (Bibliothek und Forschungszentrum) steht, gab es wohl nicht nur die aus der Antike stammenden medizinischen Papyri, sondern auch medizinische Abhandlungen von muslimischen Ärzten, auch zum Asthma. Maimonides hat wohl in den Bibliotheken und Archiven von Alexandria und Kairo noch die Schriften von Hippokrates, Galen und den muslimischen Koryphäen der Medizin kennen gelernt und ausgewertet, ohne dass er immer die Quellen genannt hat.

Zu Beginn des Schlusskapitels 13 erweitert und vertieft Maimonides seine Umweltbetrachtung. Hier fordert er den Arzt und Patienten zu einem umweltgerechten Verhalten auf. Dieser Satz des Maimonides ist nicht nur zeitlos, sondern auch für unsere Gegenwart so aktuell, dass ich hier die Worte von Fred Rosner in deutscher Übersetzung wiedergeben möchte:

„Es ist angemessen zu allererst auf die Verbesserung der Luft, dann auf die Verbesserung des Wassers und auf die Verbesserung der Diät zu achten."[391]

---

[390] Maimonides: *On Asthma*, Vol. 1 (G. Bos), a.a.O., Chapter Eight, S. 37-39, hier S. 37: "to correct and improve the air and to prevent its putrefaction in the case of all healthy people."

[391] Dazu die englische Übersetzung von Fred Rosner von Moses Maimonides´ Treatise on Asthma in: Maimonides´ Medical Writings, hrsg. durch das Maimonides Research Institute, Haifa 1994, Vol. 6, Thirteenth Chapter, S. 107-134, hier S. 107: „It is appropriate to first pay attention to the improvement of the air, then to amelioration of the water [one drinks], and to the improvement of one´s diet." Zum Vergleich biete ich hier auch die Übersetzung dieser Stelle in der Ausgabe von Gerrit Bos, Vol. 1, Chapter 13, a.a.O., S. 80, Nr. 1: „One should first pay attention to the improvement of the air, then to the amelioration of the water, and then to the improvement of the foods."

Wie die Ökologen von heute hat auch Maimonides erkannt, dass es einen deutlichen Zusammenhang gibt zwischen Umweltverschlechterung bzw. –vernichtung und den bereits damals wachsenden Ballungsräumen in den Großstädten von Andalusien bis Alexandria und Ägypten. Diese bereits im 12. Jahrhundert entdeckte Korrelation hat Maimonides derart plastisch beschrieben, dass ich auch diese Stelle hier in deutscher Übersetzung nach der Ausgabe von Gerrit Bos wörtlich wiedergeben möchte:

„Der Zusammenhang zwischen der Luft in den Städten und der Luft in Wüsten und Steppen ist vergleichbar mit der Beziehung zwischen Wasser von grober, trüber Substanz und feinem, reinen Wasser. Wegen seiner hohen Gebäude und engen Straßen, wegen der Weigerung und Vermüllung seiner Einwohner, ihrer Toten und Tierleichen sowie der Fäulnis ihrer Nahrung stagniert die Luft in der Stadt und wird trüb, dick, dunstig und neblig."[392]

Fred Rosner ergänzt die Übersetzung von Gerrit Bos mit der wichtigen Aussage, dass die schlechte Luft auch die Gebäude befällt und durch den Wind heimlich weiter verbreitet wird. Menschen werden als Folge davon krank, ohne dass sie es merken. Diese aus dem Gleichgewicht geratene Umwelt wirkt sich nicht nur auf den menschlichen Körper aus, sondern über die feinstoffliche Infiltration der menschlichen Pneumata, des „body spirit", des „natural spirit", des „vital spirit" und des „animal

---

[392] Dazu die englische Übersetzung durch Gerrit Bos, Vol. 1, Chapter 13, ebd. S. 81, Nr. 4: „The relationsship between the air in cities and the air in desserts and steppes is comparable to the relationship between water of a coarse, turbid substance and fine, pure water. In the city, because of its high buildings and narrow streets, the refuse and waste of its inhabitants, their dead and the carcasses of their animals, and the putrefaction of their food, the air becomes stagnant, turbid, thick, misty, and foggy." Fred Rosner, Vol. 6, Chapter 13, ebd., S. 108, Nr. 4 weicht nur in einigen Details von der Übersetzung von Gerrit Bos ab. Hier zum Vergleich seine Übersetzung: „The relationship between the air of cities and its streets and the air of open fields and deserts is comparable to the relationship between thick, turbid, water and clear, light water. This means that cities, because of their buildings, the narrowness of their street, the refuse and waste of their inhabitants, their corpses and animal carcasses, and the putrefaction of their foods, provoke stagnation of the air which becomes turbid and stick and penetrates the buildings and is carried stealthily by the winds, and a person becomes ill withour feeling it." Zu dieser Passage von Kapitel 13 nimmt Fred Rosner Stellung in seinem Beitrag „Moses Maimonides the Physician", a.a.O., S. 9.

spirit“, auf Geist und Seele. Diese so höchst moderne Erkenntnis der geistig-seelischen Umweltverschmutzung ist so frappierend, dass ich auch diese hier wörtlich, diesmal nach der Edition von Fred Rosner, wiedergeben möchte:

„Die geringfügigste Änderung in der Luft verursacht eine Veränderung im Charakter der Seele[393], die man spüren kann. Deswegen nehmen bei einer Abnahme der Luftqualität viele Leute eine Minderung ihrer intellektuellen Funktionen[394] wahr, das heißt, sie entwickeln Stumpfheit, Rückgang der Auffassungsgabe und Gedächtnisverlust, obwohl ihre natürlichen und vitalen Aktivitäten keinem Wechsel unterliegen.“[395]

Die Berücksichtigung des Klimas und der Wetterverhältnisse des Wohnortes des Patienten ist bei Maimonides aber nicht auf sein Asthmawerk beschränkt, sondern gehört zu den bereits in „The Author´s Introduction“ aufgeführten Sachverhalten, welche der gewissenhafte Arzt prüfen und berücksichtigen muss. Hier verweist Maimonides auch auf die „condition of his town“, womit er wohl in erster Linie die Umwelt und die Infrastruktur der Stadt im Auge hatte.[396] Zahlreiche Patienten, vor allem Asthmatiker, leiden mehr als andere unter einem ungünstigen Klima. Das für die Gesundheit schlechteste Klima ist dasjenige, „das mit den Ostwinden verbunden ist und wo raue und kalte Winde vorherr-

---

[393] Fred Rosner, Vol. 6, S. 153, Anm. 751 verweist auf eine mögliche Alternativübersetzung: “in the quality of the pneuma“. Diese Alternative wird von Gerrit Bos nicht übernommen.

[394] Nach Fred Rosner, Vol. 6, S. 153, Anm.

[395] Hier zuerst die englische Übersetzung von Fred Rosner, Vol. 6, Chapter 13, S. 108, Nr. 3: „The slightest change in the air causes a change in the character of one´s soul which one can feel. Because of this, with a decrease in the quality of air, many people feel a diminution of their intellectual functions, that is to say they develop stupor, deceased abilty to comprehend and memory loss eventhough their natural and vital activities undergo no change.” Die Übersetzung von Gerrit Bos, Vol. 1, Chapter 13, a.a.O., S. 81, Nr. 3 hat den gleichen Sachverhalt etwas anders formuliert: „… so that with the slightest change in the air the condition of the soul changes perceptibly. Therefore, one sees that many people notice a deterioration in their psychical functions with the corruption of the air – that is to say that they suffer from dullness of understanding, lack of comprehension, and loss of memory, although their vital and natural functions are not perceptibly changed.”

[396] „Author´s Introduction“ im Buch “*On Asthma*”, Vol. 1 (G. Bos), ebd. S. 1.

schen.“ [397] Doch auch der Südwind kann bestimmten Patienten gesundheitliche Probleme bereiten. Wie beim bayerischen Föhn führte dieser meist warme Wind zu Kopfschmerz und Neuralgie.[398]

Es gibt jedoch auch Patienten, denen ein (häufiger) Wetterwechsel („change in the weather“) in einem sonst erträglichen Klima zu schaffen macht. In Verbindung mit übertriebenem Essen, übertriebener körperlicher Bewegung, einem Übermaß an Baden und Schlaf kann ein solcher Wetterwechsel auch bestimmte Krankheiten hervorrufen. Nach Hippokrates können auch Schnee und Eis der Brust schaden, Husten und Katarrh hervorrufen und – unter bestimmten Voraussetzungen - sogar zu Lungenblutungen führen.[399]

Im Falle von Krankheiten sollte die Luft gegen die Krankheit mobilisiert werden. Das bedeutet, dass man im Sommer die Luft regulieren sollte „mit laufenden, wohlriechenden, reinen Wassern“, „mit solchen Blüten und Blättern, welche für Kühle sorgen“,[400] and natürlich mit Ventilation. Im Winter dagegen muss man Pflanzen und Parfüme verwenden, welche die Luft wärmen und desinfizieren. Für seinen an Asthma leidenden Meister und Auftraggeber ist die kalte, feuchte Luft der Weltstadt Alexandria, wo sich dieser oft länger aufhält, sehr schädlich und bleibt auch nicht ohne Auswirkungen auf die „Bewegungen der Seele“, also auf die seelisch-emotionale Seite des Patienten.

Als „Bewegungen der Seele“ fasst Maimonides vor allem die Emotionen auf. Die Emotionen stehen in einem untrennbaren Zusammenhang mit den drei Pneumata des Menschen, dem psychischen, vitalen und natürlichen Pneuma. Sowohl positive als auch negative Emotionen haben Rückwirkungen auf den gesamten Körper und auf einzelne Organe. An zahlreichen Stellen zeigt Maimonides, dass sich bei vielen Patienten der Ärger auf den Magen schlägt und sogar das ganze Verdauungssystem durcheinander bringen kann. Wenn der Patient diese Situation nicht ernst

---

[397] Maimonides′ Medical Aphorisms, Vol. 3, a.a.O., Third Treatise, S. 38, Nr. 25. Englisch: “which is closed to easterly winds, and where raw and cold winds prevail”.

[398] Maimonides′ Commentary on the Aphorisms of Hippocrates, Section 3, a.a.O, S. 73f, Nr. 5.

[399] Maimonides′ Commentary on the Aphorisms of Hippocrates, Section 5, ebd. S. 136, Nr. 24.

[400] Maimonides: *On Asthma*, Vol. 1 (G. Bos), Kap. 8, S. 37, Nr. 1: “with running, fragrant, pure waters; with those flowers and leaves which provide coolness”.

genug nimmt und kein guter Arzt konsultiert wird, können körperlich-physische Defizite - im Rahmen einer sog. Rückkopplung - wieder auf die Seele zurückwirken und damit nicht nur das körperliche, sondern auch das seelische Gleichgewicht durcheinander bringen.

Maimondes zeigt in Kap. 8 seines Asthmawerkes, dass ein Patient mit negativen Emotionen (Trauer, Furcht, Sorge, Ärger, Leid etc.) nicht selten den Appetit oder sogar seine Stimme verliert. Noch schlimmer kann es für einen Asthmakranken sein, wenn er nicht mehr (richtig) atmen kann. Wenn so ein Zustand länger dauert, führt das meist zu einer Verschlimmerung der Erkrankung und vielfach auch zu einer Zunahme der Depressionen. Eine chronische Erkrankung in Verbindung mit Asthma kann den Tod zur Folge haben. Es können jedoch auch übertriebene positive Emotionen, z.B. im Falle eines exzessiven Liebeslebens, zu Krankheit und über Herzversagen zum Tode führen. Übertriebener Sinnengenuss und übertriebene Emotionen sind also oft genauso schädlich wie extrem negative Emotionen. Letztere können sich auch in Gemüts- und sogar in Geisteskrankheiten äußern, z.B. in Depressionen und Manien. Bei Asthmakranken überwiegen eher die Depressionen.[401]

Diesen „Bewegungen der Seele", welche also positiv oder negativ sein können, kommt man aber nicht nur bei mit Ernährung, Medikamenten, Bädern und Massage sowie mit einem guten erfahrenen Arzt. Für die Behandlung „dieser Fälle" sind noch „andere Disziplinen" (*other arts*) zuständig, nämlich „ethical philosophy", also eine moralisch ausgerichtete Philosophie bzw. eine Art Lebensphilosophie, „theoretische Erwägungen", am besten wohl mit *grundsätzlichen medizinischen Erwägungen* wiederzugeben, und nicht zuletzt die Disziplinen und Anweisungen des (göttlichen mosaischen) Gesetzes.[402] Wenn ein gläubiger Jude wie Maimonides vom „Gesetz" spricht, meint er in erster Linie die Tora und den Talmud.[403] Diese eben genannten – nichtmedizinischen – Diszipli-

[401] Harvay N. Kranzler; Maimonides´ Concept of Mental Illness and Mental Health, in: Fred Rosner und Samuel S. Kottek (Hrsg.): Moses Maimonides Physician, Scientist, and Philosopher, a.a.O., S. 49-57.

[402] Maimonides: *On Asthma*, Vol. 1 (G. Bos), a.a.O., Chapter Eight, S. 38.

[403] Zu den „Laws" in Verbindung mit der Gefährdung der Seele durch die Leidenschaften vgl. „The Regimen of Health", in: „Maimonides´ Medical Writings", Vol. 4, a.a.O., S. 63f.

nen[404] bzw. „psychologischen Methoden“[405] sind nach Maimonides “ein besserer Weg, um von diesen Symptomen loszukommen und um eine Person gegen ihr Auftreten zu schützen.“[406]

Nicht nur durch rein medizinische, sondern auch durch theoretische Überlegungen kann man “die gemeine Natur von dem, was existiert, und von dem, was wesenhaft damit verbunden ist, die Welt der Erzeugung und der Korruption“[407] kennenlernen. Die bis heute in der Medizin immer wieder gepriesene Erfahrung des Arztes ist für Maimonides unverzichtbar. Nicht zuletzt bei der Anwendung von Heilpflanzen legten bereits die altägyptischen Ärzte, auf denen Maimonides aufbaut, ohne diese jedoch immer und überall einzeln zu zitieren, großen Wert auf Erfahrung.[408] Die Medizin des Maimonides ist aber weitaus mehr als pure ägyptisch-maghrebinische Volksmedizin. Ärztliches Wissen muss unbedingt auch auf „theoretischen Studien“ basieren, kommt also ohne wissenschaftliche Analyse nicht aus. Wirkliche ärztliche Kunst, welche nicht nur die Veranlagung und Umwelt, sondern auch die unterschiedlichen „wechselhaften Lebensverhältnisse“ jedes Patienten berücksichtigen muss, wird also „nur durch die Kombination von Theorie und Praxis garantiert.“[409] Diese Kombination, welche den wahrhaft erfolgreichen Arzt auszeichnet, gilt ganz besonders für die Therapie im Bereich der Seele und der Emotionen.

Gegen die Leidenschaften, welche Maimonides als besondere Form negativer Emotionen betrachtet und welche Asthmatiker in besonderem Maße schädigen, gibt es weder eine auf längere Sicht gesunderhaltende Ernährung noch wirksame Medikamente. Gegen überzogene negative und positive Emotionen hilft nur die „ethische Philosophie“, welche

---

[404] Bei Gerrit Bos: *On Asthma*, Vol. 1, Kap. 8, S. 38, Nr. 3, a.a.O., heißt es wörtlich „all these [disciplines]“.

[405] Fred Rosner interpretiert die arabische Originalstelle in seiner Edition, Vol. 6 (Treatise on Asthma), Haifa 1994, S. 74, Nr. 3 als „these [psychological methods]“.

[406] Maimonides: *On Asthma*, Vol. 1 (G. Bos), a.a.O., Chapter Eight, S. 38. Englisch nach G. Bos: „a better way to get rid of these symptoms and protect a person against their occurence“.

[407] Maimonides: *On Asthma*, Vol. 1 (G. Bos), Kap. 8, S. 38, Nr. 3: “the common nature of what exists and of what is intrinsically connected to this, the world of generation and corruption”.

[408] Renate Germer: Die Heilpflanzen der Ägypter, a.a.O., S. 19.

[409] Heinrich Schipperges: Krankheit und Gesundheit bei Maimonides, a.a.O., S. 66.

freimacht von „Zorn“ einerseits und „Vergnügung“[410] andererseits. In dieser Aussage von Maimonides erkennt der philosophisch Geschulte den Kern der „Nikomachischen Ethik von Aristoteles“. Für diesen antiken griechischen Philosophen waren die Tugenden (aretaí) nichts anderes als die gesunde Mitte zwischen zwei extremen Lastern, z.B. Sparsamkeit als Mittelweg zwischen Geiz und Verschwendung. Diese Mitte ist jedoch kein billiger Kompromiss zwischen zwei extremen Handlungsalternativen. Diese Tugend der Mitte befindet sich in einer permanenten Spannung „between the two extremes of excess and defect.“[411] Das Gleichgewicht zwischen den Extremen ist nicht statisch, sondern dynamisch und wird einmal mehr zum einen, dann wieder zum anderen Extrem tendieren.[412]

Diese geradezu moderne Idee des gesunden Mittelweges lässt sich natürlich nicht nur auf das gesundheitliche, sondern auch auf das wirtschaftliche Verhalten von Produzenten, Banken und Verbrauchern anwenden. Ethik ist somit weitaus mehr als eine theologische Lebenssicht, sie ist auch bei dem frommen Juden Maimonides eine Frage der seelischen Disposition, welche beim Streben nach Gesundheit alles andere als peripher ist. Diese auf der Mitte des Menschen basierenden Tugenden, die man aber nicht mit blutleerem Mittelmaß gleichsetzen darf, hängen nicht im luftleeren Raum, sondern brauchen eine Basis, das ist in allen großen antiken Kulturen die Familie. Die Ethik des Aristoteles baut, soziologisch betrachtet, auf den Grundlagen der Familie auf. Das Familienleben bildet auch für Maimonides „das erste Element des Staates“.[413]

---

[410] „Vergnügung“ ist m. E. zu deuten als ein Verhalten, das sich ausschließlich am Diesseits orientiert und frei ist von Verantwortung und ethischen Bindungen. Maimonides zeigt hier ein Verhalten auf, wie es in der modernen Industriegesellschaft sehr verbreitet ist.

[411] Lawrence V. Berman: The Ethical Views of Maimonides within the context of Islamic Civilization, in: Perspectives on Maimonides, a.a.O., S. 13-32, hier S. 27.

[412] Lawrence V. Berman: The Ethical Views of Maimonides, ebd. S. 28.

[413] Israel Friedländer: Der Sprachgebrauch des Maimonides, I. Lexikalischer Teil, a.a.O., S. 18 (Guide des égarés III S. XV). Der ′Guide des égarés′, der *More Nebuchim*, entspricht dem englischen *The Guide of the Perplexed* und dem deutschen Titel *Der Führer der Verirrten* bzw. *Der Führer der Unschlüssigen*. Vgl. dazu José Costa: Some Notes on the Talmudic Quotations in the Guide of the Perplexed, III, 8-24, in: Studia Judaica XVII, Editor: Prof. Dr. Ladislaus Gyémánt, Cluj-Napoca 2009, S. 169-180.

Bei der Beachtung der Grundsätze der „ethischen Philosophie“, welche bei Maimonides vor allem aus den Grundlagen der heiligen Schriften der Juden abgeleitet werden, folgen die „Bewegungen seiner Seele“ (des Patienten) nicht mehr der puren physischen Leidenschaft, sondern sind dem menschlichen Rat zugänglich. Wenn sich die seelisch gefährdete Person zudem noch an die Weisungen des (talmudischen) „Gesetzes“ und der Tora hält, dann wird der wahrhaft gesundheitsbewusste Mensch, der sich auch um seine Seele sorgt, „dieser Welt und ihrem imaginärem Glück, welche alle nur vorübergehend sind, nur eine geringe Bedeutung beimessen.“[414]

In der 18. Abhandlung seiner medizinischen Aphorismen, die sich mit der Notwendigkeit der körperlichen Übung - wir würden heute sagen: der sportlichen Betätigung - auseinandersetzt, sollte ein Patient „der Übung der Seele mehr Aufmerksamkeit schenken als derjenigen des Körpers.“ Maimonides begründet diese „Seel-Sorge“ mit dem “höheren Status der Seele über den Leib.” [415] Die menschliche Seele besitzt also nach Maimonides einen höheren Rang als der Körper. Das schließt aber nicht aus, dass beide – über die drei pneumata (spirits, siehe unten) - eine untrennbare psychosomatische Einheit[416] bilden. Der Herausgeber der Abhandlung von „The Causes of Symptoms“ betont darum mit Recht Maimonides´ “psychosomatische Sicht und den Milderungseffekt der von ihm beschriebenen Heilmittel, welche sich bis heute nicht geändert haben.“[417] Muntner und Leibowitz lehnen es aber ab, trotz der An-

---

[414] Maimonides: On Asthma, Vol. 1 (G. Bos), a.a.O., Chapter Eight, S. 39. Englisch nach G. Bos: „attach little importance to this world and its imaginary fortune and misfortune, all of which are momentary.”

[415] Maimonides´ Medical Aphorisms, Vol. 3, a.a.O., Eighteenth Treatise (it contains aphorisms pertaining to physical exercise), S. 281-284, hier S. 281. Auf Englisch „the higher state of the soul over his body.”

[416] Karlheinz Engelhardt: Die ´Heidelberger Schule´ - Über Anfänge der deutschen Psychosomatik, in: Deutsche Mediz. Wochenschrift, 136. Jahrg., Heft 51/52 (Weihnachtsheft), 23.12.2011, S. 2692-2695.

[417] Appreciation of Maimonides´ Causes of Symptoms, Treatise on the Causes of Symptoms, a.a.O., Vol. 4, S. 123-127, hier S. 124. Englisch: „psychosomatic approach and the soothing effect of remedies he prescribes which have not changed until our own day.“

erkennung der psychosomatischen Wechselwirkungen „in Maimonides den Begründer einer psychosomatischen Medizin“[418] zu sehen.

Gesundheit ist darum für Maimonides mehr als die Sicherung und Wiederherstellung der körperlichen Gesundheit durch optimale Ernährung, Bad, Massage und sportliche Übungen. Körperliches Training führt darum nach Maimonides nur dann zu einem wirklichen Erfolg, wenn dieses mit der Entwicklung von (innerem) Glück, Zufriedenheit und Freude verbunden ist. Sport um des Sportes oder Geldes willen, wie dieser in unserer Zeit zunehmend betrieben wird, dient also nach Maimonides nicht wirklich der wahren Gesundheit. Körperliche Betätigung ist also nur dann positiv zu bewerten und zum Erfolg führend[419], wenn sie das, „was in den Tiefen des Körpers ist, in Muskeln und Gliedern, die härter sind als Fleisch“, absorbiert, lockert und löst.[420] Um diese Tiefen des menschlichen Körpers – diese Aussage lässt an die Tiefenpychologie von Sigmund Freud denken – auszuloten und seelisch zu aktivieren, braucht nicht nur der Gesunde, sondern auch der Kranke, nicht zuletzt der Asthmakranke, richtig dosierte körperliche Bewegung. Bei fehlender Bewegung häufen sich sowohl dicke als auch dünne Säfte im Körper an, “die dicken wegen mangelnder Bewegung und der Ruhe, und die dünnen, wässerigen wegen der Enthaltung von der körperlichen Übung.“ [421] Wer also intensiv und regelmäßig Gymnastik betreibt und dies mit tiefer gründlicher Atmung kombiniert, ändert auch seine „Seele“.[422] Gymnastik und Sport sind nach wie vor ein fester Bestandteil der modernen Asthmatherapie. Der Deutsche Allergie- und Asthmabund mit Sitz in Mönchengladbach bietet in allen Regionen Deutchlands regelmäßig „Atemschulungen“, „Atmungs- und Bewegungsübungen“, Kurse für

---

[418] Heinrich Schipperges: Krankheit und Gesundheit bei Maimonides, a.a.O., S. 45 zu „Regimen Sanitatis“.

[419] Auf Englisch: „best and most successful“.

[420] Maimonides´ Medical Aphorisms, Vol. 3, a.a.O., Eighteenth Treatise, Nr.4, S. 281. Auf Englisch: „which is in the dephts of the body, absorbed in muscle and limbs that are harder than flesh“.

[421] The eighteenth Treatise of “Maimonides´ Medical Aphorisms”, Vol. 3, ebd. Nr. 5, S. 281f. Englisch: „the thick ones because of inactivity and restfulness, and the thin, watery ones because of the abstention from exercise.”

[422] Maimonides´ Medical Aphorisms Vol. 3, ebd. Eighteenth Treatise, Nr. 12-13, S. 282f.

Wassergymnastik, „Asthma- und Lungensport“, „Bewegungsspiele“ für Kinder. Es gibt bereits zahlreiche Lungensportgruppen in Deutschland.

Dieser – bei Maimonides und in der modernen Medizin - auf die Seele bezogenen Gymnastik bzw. körperlichen Bewegung sollte nach Möglichkeit eine gezielte Massage des Körpers vorausgehen. Nach dem Abschluss des Trainings sollte wieder eine mäßige Massage folgen und danach noch geduscht werden.[423] In den medizinischen Aphorismen empfiehlt Maimonides folgende optimale Reihenfolge als allgemeine Gesundheitsregel:

“Für die Regulierung der Gesundheit beginne mit Gymnastik, anschließend folgen Nahrung und Trinken und dann Coitus und Schlaf. Betreibe alle diese fünf Dinge maßvoll.“[424]

Es gilt also folgende Reihenfolge: Gymnastik, Essen, Trinken, Geschlechtsverkehr und Schlaf. Ein paar Zeilen weiter verkürzt er die notwendigen Kategorien der Gesunderhaltung auf vier, nämlich Gymnastik („physical exercise“), Essen, Trinken und Schlaf.[425] Der Geschlechtsverkehr fällt heraus. Wieder ein paar Zeilen weiter schlägt Maimonides folgende fünf Bereiche der Gesundheitspflege vor: körperliche Übung („exercise“), Waschen (umfasst wohl auch das Bad), Nahrungsaufnahme (wohl einschl. des Trinkens, hier aber nicht namentlich genannt), Schlaf und zum Abschluss Geschlechtsverkehr.[426] Der Schlaf sollte, wie Maimonides an zahlreichen anderen Stellen immer wieder hervorhob, möglichst nicht während des Tages erfolgen, er sollte zumindest dann nicht zu lange dauern. Denn nach Maimonides kann ein normaler Mensch, der nicht krank ist, mit maximal acht Stunden (tiefem) Schlaf gut zurechtkommen, ohne dass die Gesundheit darunter leidet.

Wenn man die oben dargelegten Gedanken zur Gymnastik und die Ausführungen zum Badewesen sinnvoller Weise miteinbezieht, dann bekommt man folgende verfeinerte Stufenfolge der Gesundheitspflege:

---

[423] Maimonides´ Medical Aphorisms Vol. 3, ebd., Eighteenth Treatise,, ebd., Nr. 14 und 15, S. 283.

[424] Maimonides´ Medical Aphorisms, Vol. 3, ebd. Seventeenth Treatise, Nr. 7, S. 272. Englisch: “For the regulation of health, begin with gymnastics, followed by food and drink, and then coitus and sleep. Indulge in each of this five to a moderate degree.”

[425] Maimonides´ Medical Aphorisms, Vol. 3, ebd. Seventeenth Treatise, Nr. 10, S. 272.

[426] Maimonides´ Medical Aphorisms, Vol. 3, ebd. Seventeenth Treatise, ebd., Nr. 12, S. 273.

Massage, Gymnastik, Baden, nochmals Massage, Essen, Trinken, Geschlechtsverkehr und Schlaf. Statt der fünf Stufen der Aphorismen also acht Stufen mit Einbeziehung der Erkenntnisse des Asthmawerkes. Auch wenn dies Maimonides nicht wörtlich gesagt hat, gilt: Bei allen Stufen, die ein gesundheitsbewusster Mensch praktiziert, muss immer auch die Seele beteiligt sein.

Ob nun die fünf Stufen der Aphorismen oder die eben von mir erschlossenen acht Stufen für den Patienten besser sind, ist wohl für den Asthmakranken sekundär. Fundamental ist die sich nicht nur aus dem Asthmawerk ergebende – aus mittelalterlicher Sicht - radikale Erkenntnis von Maimonides: Wer seinen Körper nicht trainiert, bringt den Säftehaushalt des Körpers und, da diese Säfte positiv und negativ mit dem Gehirn verbunden sind, auch die Seele aus dem Gleichgewicht.

Die hier von Maimonides gemachten Betrachtungen zu den „Bewegungen der Seele“ kann man durchaus aus als gelungen betrachten. Der Leser hätte jedoch eigentlich hier noch mehr psychologische Argumente erwartet. Doch Maimonides gibt zu, dass das hier von ihm Gesagte über das Ziel seiner Abhandlung hinausgehe. Er begründet diese Abschweifung, indem er seinen hochgestellten unbekannten Patienten persönlich anspricht, damit, dass sich dieser augenblicklich „in einer großen Notlage und Sorge“[427] befinde. Diesen Zustand – es wird nicht gesagt, was dem Patienten zugestoßen ist – könne man nicht wie eine Krankheit ausschließlich medikamentös behandeln und beheben. Aus dem folgenden Satz, den Maimonides am Ende dieses Kapitels (des Asthmabuches) an seinen Patienten richtet, kann man wohl den Schluss ziehen, dass dieser einen lieben Menschen verloren hat und eher Trost und liebevolle Zuwendung als Medikamente oder gar Psychopharmaka braucht. Hier das Zitat:

“Eine Person wie du sollte sich die Rechtschaffenen und Propheten seligen Angedenkens als Beispiel nehmen und in ihren Fußstapfen wandeln, indem du exzessiven Kummer über den Toten von Dir abweist. Unterwirf Deine natürlichen Neigungen und gestehe zu, dass Gottes Urteil in dieser Angelegenheit gerecht ist, und beschäftige dich mit dem,

---

[427] Nach Gerrit Bos: *On Asthma*, Vol. 1, Chapter Eight, S. 39, Nr. 4 befindet sich der Patient “in a condition of great distress and worry“. Fred Rosner übersetzt mit “For you are greatly grieved and and in great distress” und bezeichnet diese Einstellung als “disease” (Krankheit).

was nützlich anstelle von dem, was nicht nützlich ist. Möge Gott uns allen wahres Wissen schenken.“[428]

Diese Fallstudie zum seelischen Zustand des Auftraggebers des Asthmawerkes macht deutlich, dass in schwierigen Lebenslagen die meisten Menschen, auch Höhergestellte, ohne Gott und religiösen Trost nicht aus- und gesundheitlich nicht zurecht kommen.

An verschiedenen Stellen seines umfassenden Werkes weist Maimonides immer wieder darauf hin, dass Asthma und andere Krankheiten – über die Körpersäfte – in unmittelbarem Zusammenhang mit dem **Gehirn** stehen und damit in den geistigen Bereich hineinwirken. In diesem Sinne wird vor allem der „Psychic Spirit“, auch als psychisches Pneuma bezeichnet, den Maimonides in den Gehirnkammern lokalisiert, in Mitleidenschaft gezogen, das Gleichgewicht zwischen dem „Natural Spirit“ (im Blut der Leber und in den Gefäßen), dem „Vital Spirit“ (im Blut des Herzens und in den Arterien) und dem bereits genannten „Psychic Spirit“ gestört, und zwar noch empfindlicher, wenn negative Umweltfaktoren (Luft, Wasser, Ernährung) dazukommen. Für Maimonides ist es also eine erwiesene Tatsache, dass es viele Leute gebe, “deren psychische Aktivitäten mit der Luftverschmutzung nachlassen, sie entwickeln sozusagen Gedankenkonfusion, Schwäche des Verständnisses und Gedächtnisverlust, selbst wenn ihre vitalen und naturalen Aktivitäten keiner bemerkenswerten Änderung unterliegen.“[429]

---

[428] Maimonides: *On Asthma*, Vol. 1 (Gerrit Bos), a.a.O., Chapter Eight, S. 39. Englische Version von G. Bos: „A person such as you should take an example from the righteous and the prophets of blessed memory and follow in their footsteps by casting away excessive distress over the dead, by subduing [your] natural tendencies and conceding that God′s judgment in that matter is just, and by occupying yourself with that which is useful instead of that which is not useful. May God give all of us [true] knowledge.”

[429] Maimonides′ “Treatise on the Regimen of Health”, The Fourth chapter, in: “Moses Maimonides′ Medical Writings” (Fred Rosner), Vol. 4, Haifa 1990, S. 73-97, hier S. 74. Auf Englisch: „whose psychic activities decline with contamination of the air, that is to say they develop confusion of thought, weakness of understanding and loss of memory, even though their Vital and Natural activities do not undergo any noticeable change.“

Spezielle und allgemeine Gesundheitsregeln – medizinische Systemanalyse (Kap. 11 und 13)

Am Ende des hier bereits behandelten 10. Kapitels zur gesundheitlichen Relevanz von Badewesen und Geschlechtsverkehr bezeichnet Maimonides die ersten zehn Kapitel (einschließlich von Kap. 10) als "Vorwort" zum eigentlichen medizinischen Geschehen. Diese ersten zehn Kapitel befassen sich nach Maimonides mit Gesundheitstherapie, Ernährung, vorbeugenden Diät-Vorschriften und anderen Arten der Asthma-Therapie, den verschiedenen Arten von Drogen, und dem, was vor und nach dem Asthma-Anfall zu beachten ist.[430]

Die ersten zehn Kapitel besitzen also für Maimonides mehr oder weniger nur einführenden Charakter und stellen mehr als die Kap. 11 – 13 Anweisungen an Gesunde und Kranke dar, sich gesundheitlich optimal zu verhalten und vor allem richtig zu ernähren.

Maimonides hat in diesen ersten zehn Kapiteln seines Asthmabuches die verschiedenen Arten der Asthma-Therapie, übrigens auch vor und nach einem Anfall, mehr theoretisch als praktisch erörtert. In den abschließenden drei Kapiteln (Nr. 11 – 13) wendet sich Maimonides nun zielgerichtet – mehr als bisher - ganz speziellen Medikamenten und nicht zuletzt den sog. Kombinationspräparaten für Asthmakranke zu und ist bemüht, pragmatischer als in den vorausgehenden Kapiteln in den Kapiteln 11 und 13 spezielle Regeln für die Asthmabehandlung und mehr allgemeine Regeln für Gesundheit und Heilung von Krankheiten (also nicht bloß zum Asthma) anzubieten. Viele dieser Gesundheits- sieht Maimonides in engem Zusammenhang mit den allgemeinen Lebensregeln, wie sie z.B. der „Prediger" (Ecclesiastes, Kohelet) des Alten Testamentes dem weisen Mann empfohlen hat.

Allgemeine und spezielle Regeln in der Medizin aufzustellen, ist keine Erfindung von Maimonides, sondern geht weit in die Antike zurück. Die zehn ärztlichen Ratschläge, welche der arabische Arzt Tiyādūq um 700 nach Chr. herum als Leibarzt einem König zur Verlängerung des Lebens gab, sollen in goldenen Lettern aufgeschrieben worden sein. Diese goldenen Regeln möchte ich hier festhalten, da viele von ihnen, teilweise auch in etwas modifizierter Form, sich sowohl bei den speziellen Asthmaregeln von Kapitel 11 als auch den allgemeinen Gesundheitsregeln

[430] Maimonides: *On Asthma*, Vol. 1 (G. Bos), a.a.O., Kap. 10, Nr. 10, S. 58.

von Kapitel 13 des Asthmawerkes wieder finden. Maimonides hat aber diese Regeln nicht einfach abgeschrieben, sondern vertieft und erweitert. Hier die zehn Goldenen Regeln von **Tiyādūq**, welche sich vor allem auf Ernährung, Verdauung und Entleerung des Körpers beziehen:

„1. Iss nichts, so lange du noch Speisen in deinem Magen hast.

2. Iss nichts, was die Kaufähigkeit deiner Zähne und daher die Verdauung deines Magens schwächt.

3. Trink nach dem Essen kein Wasser vor Ablauf von zwei Stunden.

4. Die Wurzel der Krankheit ist die Verdauungsstörung, und die Wurzel der Verdauungsstörung ist das [Trinken von] Wasser unmittelbar nach dem Essen.

5. Alle zwei Tage musst du einmal in das Bad gehen; dann kommt aus deinem Körper heraus, wohin kein Heilmittel zu dringen vermag.

6. Das meiste Blut in deinem Körper dient dem Schutze deiner Seele.

7. Zu jeder Jahreszeit musst du ein Purgativ und ein Vomitiv nehmen.

8. Verhalte nicht den Harn, selbst dann nicht, wenn du reist.

9. Entleere deinen Leib vor dem Schlaf.

10. Übe nicht allzu häufig geschlechtlichen Verkehr aus, denn er verbraucht das Feuer des Lebens. Habe auch keinen geschlechtlichen Verkehr mit einer alten Frau; denn das hat plötzlichen Tod zur Folge.“[431]

Da die für das Asthma in Frage kommenden Medikamente und deren Kombinationen bereits oben ausführlich behandelt und erörtert wurden, kann ich mich nun im Folgenden den pragmatischen Regeln für die Behandlung von Asthma (Kap. 11) und den allgemeinen Regeln zur Gesundheit und Heilung von Krankheiten zuwenden. Der Leser wird feststellen, dass sowohl die speziellen Asthma- als auch die allgemeinen Gesundheitsregeln im Wesentlichen nicht von diesen zehn goldenen Regeln des frühmittelalterlichen arabischen Arztes Tiyādūq abweichen.

Zuerst zu den speziellen Asthmaregeln von Kapitel 11.

Regelkomplex 1: Reinigung des Körpers durch Kombination verschiedener Medikamente, um damit raue Flüssigkeiten auszutreiben, im Besonderen Reinigung der Lungen, Reinigung des Gehirns, um den

[431] Zit. nach Felix Klein-Franke: Vorlesungen über die Medizin im Islam, a.a.O., S. 33.

Säftehaushalt im Gleichgewicht zu halten und überflüssige Säfte zu vermeiden, Stärkung jedes einzelnen Organs, Einnahme von astringierenden (zusammenziehenden) Medikamenten.[432]

Regelkomplex 2: Anwendung von „rubefacients"[433] oder sogar blasenbildenden Heilpflanzen auf den Kopf. Diese Drogen dürfen aber nicht angewendet werden, wenn das Gehirn heiß ist. Auch Puder und Einreibemittel, die einen wärmenden Effekt haben, sind für einen, der ein heißes Gehirn hat, nicht geeignet. Auch kühlende Drogen sind hier zu vermeiden. In Anbetracht des schwierigen Heilungsprozesses bei Asthma besteht die Notwendigkeit, Drogen mit oft „gegensätzlichen Wirkungen" miteinander zu kombinieren. Hier wird deutlich, dass Maimonides auch beim Asthma das – höchst moderne – Problem der Nebenwirkungen von Medikamenten kannte. Mit Bezugnahme auf Galens Thesen zur Säftelehre zieht Maimonides den Schluss, dass die verwendeten Drogen Feuchtigkeit enthalten sollten, um den Auswurf (expectoration) zu erleichtern. Schlaflosigkeit kann mit dem Gehirn zusammenhängen, Druck erzeugende und als solche wahrgenommene Phänomene dagegen mit den Lungen. Besondere Probleme bereitet die Asthmabehandlung dadurch, dass die „superfluity" eines Organes nicht kongruent ist mit dem Temperament (im Sinne der Säftelehre) eines bestimmten Organs. Manchmal fällt es selbst dem Arzt schwer, zu erkennen, ob er einen einzigen Weg der Behandlung wählen oder zwei verschiedenen Wegen folgen solle. Im letzteren Fall müsste er dann sogar zwei verschiedene Drogenkombinationen herstellen.[434]

Regelkomplex 3: Die sog. Empiristen unter den Ärzten, welche sich ohne logisch-rationale Ableitung der Krankheit auf ihre Intuition beschränken, machen Fehler, auch wenn sie manchmal große Erfolge haben. Leute, welche solche Leute aufsuchen, sind wie Seeleute, die sich ziellos ohne Führung dem Wind anvertrauen. Empiristen sind oft Betrüger und machen sich ungestraft aus dem Staub. Ihre Behandlungsmethoden haben oft den Tod der Patienten zur Folge. Unter diesen „Empiris-

---

432 Maimonides : *On Asthma*, Vol. 1 (G. Bos), a.a.O., Chapter 11, S. 59.

433 Quelle Internet: http://www.medicine.ox.ac.uk/bandolier/Extraforbando/ Topextra3.pdf (Stand 27.01.2010). Bei den "rubefacients" handelt es sich um Wirkstoffe, welche eine Rötung der Haut verursachen.

434 Maimonides: *On Asthma*, Vol. 1 (G. Bos), a.a.O., Chapter 11, Nr. 2, S. 60f.

ten“ fanden sich viele, welche man in Deutschland früher als „Quacksalber“[435] bezeichnete.

Regelkomplex 4: Neben pflanzlichen Medikamenten und Drogenkombinationen eignen sich vielfach auch Klistiere zur Asthmabehandlung. Diese kann man sogar während des Anfalls einsetzen und mit der Inhalation einer geräucherten Pflanze kombinieren. Damit wird das Gehirn gestärkt und die Feuchtigkeit im Gehirn (und Körper) reduziert. Maimonides hält es für sinnvoll, bestimmten Patienten (wie z.B. dem Auftraggeber des Asthmabuches) zwei oder sogar mehrere Arten von Drogen je nach Art und Behandlungstyp der Krankheit anzubieten. Es kann dem Heilungsprozess durchaus förderlich sein, wenn ein Patient über mehrere Drogen bzw. Drogenkomplexe verfügt. Der Patient kann hier zwischen verschiedenen Drogen wechseln. Maimonides hatte wohl damals schon erkannt, dass die für eine Heilung nötigen Substanzen sich oft nur ganz selten in einer einzigen Droge befinden, sondern eher auf verschiedene Drogen verteilt sind. Man kann diese aber nicht immer auf einmal einnehmen, da sich in diesen verschiedenen Drogen durchaus wieder Essenzen befinden können, welche sich, wie man in der klassischen Medizin so gerne sagt, gegenseitig „beißen“. Es gibt nämlich auch bei der gleichzeitigen Einnahme von mehreren Drogen Nebenwirkungen, wie diese heutzutage vor allem bei modernen allopathischen Medikamenten geradezu die Regel sind. Probleme der Therapie ergeben sich auch dadurch, dass „die Kräfte und Wirkungen dieser Kombinationspräparate sehr ähnlich sind.“[436] Leider verzichtet er auf die Begründung dieses Phänomens und gibt zu verstehen, dass eine solche Begründung über das Ziel der Arbeit hinausginge.

Zum Abschluss des Regelkomplexes 4 fasst er noch einmal die wichtigsten Punkte zusammen: Stärkung des Gehirns mit den von Maimonides empfohlenen Drogen, Reinigung des Körpers zweimal im Jahr mit einem Abführmittel, dazu will er seinem Patienten die entsprechenden „Formeln“ liefern. Wenn der Patient sich an die Vorgaben von Maimonides hält, dann braucht er nur einmal im Jahr, und zwar im Frühling, eine leichte Droge. Beim Eintreten eines Asthmaanfalles soll der Patient eine der Abkochungen, deren Beschreibung er ihm liefert (siehe oben),

[435] Maimonides: *On Asthma*, Vol. 1 (G. Bos), ebd. Kap. 11, Nr. 3, S. 61f.
[436] Englisch: „the powers and effects of those compound drugs are very similar.”

trinken. Wie schon in früheren Kapiteln des Asthmabuches und in anderen Werken weist Maimonides auf die spezielle Asthmadiät hin: Statt Wein sollte der Kranke Zuckergetränke zu sich nehmen, Suppe von Junghühnern essen, Sirup vom Linctus (Lecksaft) lutschen - er fördert den Auswurf und lindert den Husten. Zum Abendessen empfiehlt Maimonides Gerstenbrühe bei Fieber oder Suppe von alten Hähnen, wenn der Patient kein Fieber hat. Falls diese Rezepte nicht wirken sollten, dann sollte der Patient sich einer stärkeren Abkochung zuwenden. Falls auch diese nicht ausreichend Wirkung zeigt, dann kommt der Patient nicht um die Einnahme eines Klistiers herum. Dabei sollte er mit dem mildesten Klistier beginnen und dann evtl. zu stärkeren Klistieren übergehen. Falls sich Erleichterung einstellen sollte, dann sollte der Patient kein Abführmittel mehr zu sich nehmen. Wenn aber alle hier im Regelkomplex 4 genannten Rezepte keine Erleichterung bringen sollten, dann kommt – in der kalten Jahreszeit – nur noch ein Abführmittel, welches den gesamten Körper reinigt, in Frage.[437]

Regelkomplex 5: Bei der Einnahme eines Abführmittels sollte der Patient (wie schon oben empfohlen) mit dem mildesten Mittel beginnen und nur kleine Mengen nehmen. Bei ungenügender Wirksamkeit trinkt man ein stärkeres. Dabei ist es ratsam, dass der Patient sein Gehirn mit aromatischen Substanzen kräftigt und mit Weihrauch (für den Maimonides dem Patienten eine spezielle Beschreibung zur Verfügung stellt) räuchert. Durch Lutschen von Hustensirup (linctus, siehe oben) sollen zusätzlich die Lungen gereinigt werden. Diese Lungenreinigung kann auch schrittweise mit stärkerer Dosierung erfolgen. Falls auch die hier beschriebenen Rezepte nicht helfen sollten, dann muss der Patient evtl. sogar mehrfach hintereinander sich erbrechen. Auf keinen Fall sollte der Patient viel schlafen, und schon gar nicht während des Tages. Wenn sich der Schlaf nicht vermeiden lässt, dann sollte dieser kurz in sitzender Position erfolgen. Wasser sollte nicht im Übermaß und nur dann getrunken werden, wenn Durst auftritt. Auch beim Baden und bei der körperlichen Übung ist Vorsicht geboten. Mäßige stufenweise fortschreitende Bewegung ist selbst während eines Asthmaanfalles hilfreich, evtl. sogar in frischer Luft.[438]

---

[437] Maimonides : *On Asthma*, Vol. 1 (G. Bos), a.a.O. Chapter 11, Nr. 4, S. 62f.

[438] Maimonides : *On Asthma*, Vol. 1 (G. Bos), ebd. Chapter 11, Nr. 5, S. 63f.

Nach dieser komprimierten Darstellung der von Maimonides entwickelten mehr pragmatisch orientierten Therapieregeln bei Asthma widmet dieser sich in Kapitel 13 den allgemeinen Regeln zur Therapie und Heilung von Krankheiten. Im Untertitel findet sich der Inhalt des Kapitels umfangreich erläutert: "Über die Aufstellung von Regeln, wenig an Zahl, aber hilfreich für die Leute im Allgemeinen, betreffend die Gesundheitstherapie und die Heilung von Krankheiten, in anspornender Form."[439]

Kapitel 13 mit seinen mehr allgemein geltenden Regeln, in welchen Maimonides die wichtigsten Ratschläge an seine Patienten, die sich auch in seinen anderen medizinischen Werken befinden, noch einmal systematisch zusammenfasst - allerdings ohne direkten Bezug auf das Asthma - ist mit mehr als 30 Seiten und 48 generellen Regeln wesentlich umfangreicher als Kapitel 11 mit seinen speziellen das Asthma betreffenden Regeln.

Regelkomplex 1 (Kap. 13): Die bereits im 4. Kapitel des "Treatise on the Regimen of Health" beschriebenen drei Pneumata (natural, vital, psychical) und deren Stellung im Gesundheitskonzept von Maimonides (siehe oben) werden hier noch einmal ausführlich erörtert. Dabei handelt es sich streng genommen nicht um eine Regel, sondern um ein Basiskonzept im psychosomatischen System von Maimonides. Diese Pneumata sind wichtige Grundlagen für die folgenden Regelkomplexe.

Regelkomplex 2: Mit Bezugnahme auf Galen spricht hier Maimonides noch einmal die Luftverschmutzung und ihre Einwirkung auf den Körper an.

Regelkomplex 3: Maimonides weist auf den starken Zusammenhang der drei Pneumata mit der Umwelt, vor allem der Luft, hin. Nicht zuletzt das psychische Pneuma leidet unter der „corruption of air", der Luftverschmutzung.[440]

Regelkomplex 4: Diese Grundpneumata des Menschen stehen in unmittelbarem Zusammenhang mit der Umwelt (Luft, Wasser, Nahrung,

---

[439] Maimonides : *On Asthma*, Vol. 1 (G. Bos), ebd. Chapter 13, S. 80. Englische Version nach G. Bos: „On the provision of rules, few in number but of great help for people in general, concerning the regimen of health and the healing of diseases; in hortatary form".

[440] Maimonides : *On Asthma*, Vol. 1 (G. Bos), ebd. Chapter 13, S. 81, Nr. 3.

Klima). Nach Muntner fasst diese Maimonides als „Umwelt-Gesundheits-Faktoren" („environmental health factors")[441] auf. Modern ist die Erkenntnis von Maimonides, dass die „putrefaction of their food", nämlich die Fäulnis der Nahrung, in den großen Städten mit ihren hohen Gebäuden und engen Straßen[442] mit der dort herrschenden schlechten Luft zusammenhängt. In diesen großen Städten ist das Wasser nicht immer sauber, sondern „von rauer, trüber Substanz", die Luft steht, ist trüb, dick, nebelig und „foggy". Es gab also bereits damals in den mediterranen Großstädten Andalusiens, des Maghreb und Ägyptens schon so etwas wie Smog. Maimonides zieht aus dieser Umweltverschmutzung die Folgerung, dass man wegen des intensiveren Luftaustausches eine Stadt mit offenen Horizonten wählen sollte. Wenn man aber nicht in eine solche Stadt ziehen könne, dann sollte man in den Außenbezirken der Stadt, möglichst im Osten und Norden, „hoch auf den Bergen und Hügeln, karg an Bäumen und Wasser"[443] leben. Maimonides begründet

---

[441] Maimonides *Laws of Human Temperaments*, Introduction, Vol. 4, a.a.O., S. 179f, S. Muntner: The Medical Writings of Moses Maimonides: Treatise on Asthma, Philadelphia 1963 und F. Rosner: Moses Maimonides´ Treatise on Asthma, in: Thorax, Vol. 36 (1981) S. 245-251.

[442] Der spanische Arabist Emilio Gonzales Ferrín: Die Wege des Islam in Andalusien, Übersetzung aus dem Spanischen durch Ulrike Herter & Dr. Thomas Stemmer (Manuskript 2008) beruft sich auf muslimisch-arabische Quellen, dass Cordoba, nach Ferrín das „Neue Rom", „auf dem Höhepunkt des 10. Jahrhunderts von etwa einer Million Menschen bewohnt wurde, die vom sanft dahinfließenden, großen Fluss, dem Guadalquivir, versorgt wurden". Selbst wenn diese Zahl zu hoch angesetzt sein dürfte, muss man davon ausgehen, dass große muslimische Städte wie Cordoba, Sevilla, Alexandria und Cairo, vorsichtig gerechnet, nicht weniger als 500.000 Einwohner aufwiesen." Dass die Einwohnerzahlen in Mittel- und Westeuropa (von Ost- und Nordeuropa ganz zu schweigen) viel niedriger lagen, ist noch relativ wenig bekannt.Dass solche Größenordnungen bei der damals noch nicht so ausgeprägten Hygiene der Massen nicht nur Vorteile, sondern auch Nachteile, vor allem in ökologischer Hinsicht, darstellten, bedarf keiner besonderen Erwähnung.

[443] Maimonides: *On Asthma*, Vol. 1 (G. Bos), a.a.O., Chapter 13, S. 82, Nr. 4. Arthur Koestler: Der dreizehnte Stamm. Das Reich der Khasaren und sein Erbe, Wien – München – Zürich 1977, S. 229 sieht in der völligen Verstädterung der Juden im Mittelalter die Folge des selektiven Drucks, „der innerhalb der Ghettomauern herrschte." Dieser These, die eher auf die Sephardim anwendbar ist, widerspricht allerdings die Tatsache, dass die aschkenasischen Juden in Franken und Schwaben seit dem 16. Jahrhundert – allerdings nach ihrer Vertreibung aus den meisten Städten – auf dem Lande und sogar in relativ kleinen Dörfern siedelten.

diese Aussage mit Worten, welche aus unserer Gegenwart stammen könnten:

„Der Wohnplatz sollte ein großes Gebäude mit einem weiten Hof sein, so dass der Nordwind ihn überqueren und das Sonnenlicht eintreten kann, denn das Sonnenlicht löst die verschmutzte Luft auf und macht sie fein und klar.“[444]

Maimonides weist auf die damals schon bestehende Möglichkeit hin, die verschmutzte Luft mit Düften, Dämpfen und Ausräucherung zu trocknen und damit zu verbessern. Diese Methoden sind natürlich im Kampf gegen Asthma besonders angebracht, doch erstaunlicher Weise kommt im gesamten 13. Kapitel des Asthmabuches nicht einmal der Name „Asthma“ vor.

Regelkomplex 5: Bei aller Vorsicht kann man nicht verhindern, dass ständig Krankheitskeime in den Körper eindringen, die sich z.B. auf Verdauung und Stuhlgang auswirken. Man sollte deswegen nicht gleich in Panik verfallen und zu Medikamenten greifen. Die menschliche Natur ist (bei einem Gesunden) in der Lage, sich selbst zu helfen. Eine voreilige Einnahme von Medikamenten führt in der Regel nicht zu einer echten Heilung, sondern eher zu einer Verstärkung der Krankheit. Mit einer solchen falsch verstandenen Maßnahme “lehrst du deine Natur Passivität und du gewöhnst sie nicht daran, das zu tun, was erforderlich ist, außer mit externer Hilfe.”[445]

So ein Verhalten schwächt die Selbstheilungskräfte, die in der menschlichen (und tierischen) Natur angelegt sind. Ich persönlich hörte schon oft Kranke, die einen Katharr oder Schnupfen bekamen, sagen: „Mit der Einnahme von Medikamenten brauchte ich acht Tage, um wieder gesund zu werden. Vielleicht wäre ich ohne Medikamente schon wieder in drei Tagen fit gewesen.“ Natürlich hören Apotheker, Ärzte und Pharmaindustrie so etwas nicht gerne.

---

[444] Maimonides: *On Asthma*, Vol. 1 (G. Bos), ebd. Chapter 13, S. 82, Nr. 4. Englische Version von G. Bos: „The dwelling place should be a tall building with a wide court, so that the north wind can traverse it and sunlight can enter it; for sunlight dissolves the putrefied air and makes it fine and clear.”

[445] Maimonides On Asthma, Vol. 1 (G. Bos), ebd. Chapter 13, S. 83, Nr. 5. Englische Version von G. Bos: „you teach your nature passivity and you accustom it not to do what is required except with external assistance.”

Maimonides hat damals schon erkannt, dass man mit einer immer wieder praktizierten allzu frühen Einnahme von Medikamenten die Abwehrkräfte des Körpers und damit auch das Immunsystem schwächt und man oft sogar, wenn Medikamente in einem schwereren Fall wirklich geboten sind, dann die Dosierung erhöhen oder gar noch stärkere Kaliber auffahren muss. Patienten, welchen die Ärzte bereits in der Kindheit bei jeder Gelegenheit Antibiotika verschrieben, brauchen dann im Falle von wirklichen Krankheiten ganz starke Dosierungen. Das kann bis zur völligen Unwirksamkeit von Antibiotika im Alter führen. Schlechte Gewohnheiten besitzen also nicht nur im Falle von Lastern, sondern auch bei der Gesundheit die Tendenz der negativen Rückkopplung.[446]

Regelkomplex 6: Mit Bezug auf den arabischen Philosophen Abū Nasr al-Fārābī (870?-950 u.Z.) hängt in der Medizin, in der Seefahrt und in der Landwirtschaft der Output nicht immer von den „efforts invested" des Input ab. In diesem Sinne erreicht auch der kompetenteste Arzt, auch bei Anwendung geeigneter Methoden, nicht immer das angestrebte Ziel, nämlich die Wiederherstellung der Gesundheit des Patienten. Denn die Gesundheit ist eng mit der Natur des Patienten (heute würden wir dies wohl als genetische Konstitution bezeichnen) verbunden. Sie kann sich beim einen positiv, beim andern negativ auf die Gesundheit und die angewendete Therapie auswirken.[447]

Regelkomplex 7: Maimonides nimmt noch einmal auf das vorausgehende Kapitel (Regelkomplex 6) Bezug. Für den Erfolg oder Misserfolg der Heilung stellt sich die Frage, ob die Krankheit oder die Natur (des Patienten) stärker ist. Eine „starke Natur", wie man in Bayern so gerne sagt, hält eine schwere Krankheit durch, eine „schwache Natur" aber nicht. Die Sache wird aber noch komplizierter. Wenn der Arzt (sog. ärztliche Kunstfehler) oder gar der Patient irrt, dann hilft auch eine starke Natur nicht mehr. Dazu die höchst aktuelle Aussage von Maimonides: "Das geschieht in der Mehrheit der Fälle an allen Orten und allen Zeiten."[448] Maimonides hat also weit in die Zukunft geblickt.

---

[446] Maimonides : *On Asthma*, Vol. 1 (G. Bos), ebd. Chapter 13, S. 82f, Nr. 5.
[447] Maimonides : *On Asthma*, Vol. 1 (G. Bos), ebd. Chapter 13, S. 84, Nr. 6.
[448] Maimonides : *On Asthma*, Vol. 1 (G. Bos), ebd. Kap. 13, S. 84, Nr. 7. Englische Version von G. Bos: „This happens in the majority of cases in all places and at all times."

Regelkomplex 8: In diesem Kapitel zeigt Maimonides mit Bezugnahme auf einen Aphorismus von al-Rāzī, dass in der ärztlichen Praxis die Möglichkeiten des Arztes oft sehr begrenzt sind. Der hier zitiert Satz erscheint mir nach wie vor auch für heute gültig zu sein:

"Wenn die Krankheit offenbarer ist als die Kraft des Patienten, dann braucht man die Medizin nicht, und wenn die Kraft des Patienten die Oberhand über die Krankheit gewinnt, dann braucht man in keiner Weise einen Arzt. Aber wenn beide gleich sind, dann braucht man den Arzt, damit er die Kraft des Patienten gegen die Krankheit unterstütze und voranbringe."[449]

Aus diesen Worten kann man wohl den Schluss ziehen, dass positives Denken des Patienten, der ungebrochene Lebenswille und die Natur oft wirksamer sind als die ärztliche Kunst.

Regelkomplex 9: Maimonides greift die begrenzte Kunst des Arztes noch einmal auf und gibt dabei mit erstaunlicher Offenheit zu, dass "man ohne Arzt öfter mehr tun kann, als wenn man ihn braucht, selbst wenn er ausgezeichnet ist und weiß, wie man die Natur unterstützen kann und diese nicht verwirren und von ihrem eigentlichen Weg ablenken soll."[450] So viel Ehrlichkeit vermisst der Patient oft in der medizinischen Therapie von heute. Die moderne verwaltete Massenmedizin ist ja auch keine „ärztliche Kunst" mehr, nur noch eine Wissenschaft.

Regelkomplex 10: Kunstfehler seien nach Maimonides nicht die Ausnahme, denn nachlässige Mediziner „begehen oft schwere Fehler" (grave errors). Doch manche Patienten sind so stark, dass sie daran nicht sterben. Als Beispiel bringt Maimonides die Verschreibung von falschen Abführmitteln und noch andere abschreckende Beispiele. Dazu gehören

---

449 Maimonides : *On Asthma*, Vol. 1 (G. Bos), ebd., Kap. 13, S. 84, Nr. 8. Englische Version von G. Bos: „When the disease is more manifest than the strength [of the patient], medicine is of no use at all; and when the strength [of the patient] has the upper hand over the disease, there is no need for a physician in any wise. But when they are equal, then the physician is needed to support and promote the strength [of the patient] against the disease."

450 Maimonides: *On Asthma*, Complete Medical Works of Moses Maimonides, Vol. 1 (G. Bos), ebd. Kap. 13, S. 85, Nr. 9. Englische Version von G. Bos: „one can do without a physician more often than one needs him, even when he is excellent and knows how to support nature and does not confuse it and divert it from its proper way."

auch Amputationen von Gliedern, die nicht notwendig gewesen wären.[451]

Regelkomplex 11: Maimonides stellt mit Bezug auf Galen für bestimmte Konstitutionstypen von Patienten auch die „usual food“, das „usual water“ und bestimmte Badegewohnheiten in Frage. So stellt er fest, dass regelmäßiges Trinken von kaltem Wasser für Patienten, die an Fieber leiden, nicht geeignet ist, den Säftehaushalt durcheinander bringt und das Fieber sogar noch steigert.[452] Für einen anderen Konstitutionstyp dagegen könne das Trinken von kaltem Wasser sogar gesund sein, z.B. als Erleichterung für Verdauung und Stuhlgang. Manche Patienten vertragen kaltes Badewasser, manche nicht. Auch das ist eine Frage des Konstitutionstypus. Diese Differenzierung nach dem Typus gilt natürlich auch für die Nahrungsaufnahme, wie das Maimonides vor allem in den Kapiteln 2 – 7 seines Asthmawerkes auch an Fallbeispielen verdeutlicht hat.[453]

Regelkomplex 12. Mit Bezug auf einen Aphorismus des arabischen Arztes al-Rāzī betont Maimonides ausdrücklich, dass die Medizin „a studied art“ (studierte Kunst) und deren Erwerb auch für den geschickten Arzt schwierig sei.[454] Diese Formulierung erinnert an einen bekannten von Maimonides kommentieren Aphorismus von Hippokrates:

„Hippocrates sagte: Kurz ist das Leben, lang die Kunst, die Zeit ist begrenzt, Erfahrung ist gefährlich und die Diagnose schwierig. Du solltest nicht zufrieden sein, allein das zu tun, was angemessen ist, ohne dass der Patient und seine Begleiter (Gehilfen) auch das selbe machen, auch die außerhalb liegenden Angelegenheiten.“[455]

---

[451] Maimonides : *On Asthma*, Vol. 1 (G. Bos), ebd. Chapter 13, S. 85, Nr. 10f.

[452] Maimonides:*Treatise on the Regimen of Health*, a.a.O., S. 84.

[453] Maimonides : *On Asthma*, Vol. 1 (G. Bos), ebd. Chapter 13, S. 86f, Nr. 11.

[454] Maimonides : *On Asthma*, Vol. 1 (G. Bos), ebd. Chapter 13, S. 87, Nr. 12.

[455] „Maimonides´ Commentary on the Aphorisms of Hippocrates“, publiziert durch „The Maimonides Research Institute“ in Haifa unter maßgebender Mitwirkung von Fred Rosner als Vol. 2 von „Maimondes´ Medical Writings“, Haifa 1987, Section 1, Part 1, S. 14. Englisch: „Said Hippocrates: Life is short, and the art is long, and time is limited, and experience is dangerous, and judgment is difficult. You should not be content to alone do that which is appropriate without the patient and his attendants also doing the same; and the external matters also.” Vgl. dazu auch F. Rosenthal: “Life is

Regelkomplex 13: Hier verweist Maimonides ausdrücklich auf diesen Aphorismus von Hippokrates, dass dieser im Gegensatz zu den Quacksalbern die ärztliche Kunst „als schwierig und zeitraubend“ auffasse. Diese Auffassung gelte nach Maimonides auch für andere Wissenschaften und für die Interpretation des „religiösen Gesetzes“. Maimonides denkt dabei wohl vor allem an das Alte Testament. Der gewissenhafte Wissenschaftler ist umso skeptischer, je mehr er in seiner Disziplin fortschreitet. Das gilt beim Arzt auch für seine Behandlung dem Patienten gegenüber. Der von Mephisto in Faust I pervertierte Satz gilt also nicht für Maimonides: „Der Geist der Medizin ist leicht zu fassen. Man durchstudiert die groß′ und kleine Welt, um es am Ende geh′n zu lassen, wie′s Gott gefällt.“ Mephisto hat diese Verse ja auch ironisch gemeint. Goethe hatte durchaus eine hohe Meinung von der Medizin und war sogar mit einigen Ärzten befreundet.[456]

Regelkomplex 14: Wie weit der Weg von der medizinischen Theorie zu der auf einen konkreten Patienten bezogenen Praxis ist, zeigt Maimonides mit einem Zitat von Galen: „Deshalb kann man leicht sagen, dass es korrekt sei, die Älteren mit Öl einzureiben und sie zu massieren, doch dies angemessen auszuführen ist eine sehr schwierige Sache.[457]

Regelkomplex 15: Wenn schon Einreibung und Massage in der medizinischen Praxis – nach Galen – ein schwieriges Unterfangen ist, um wie viel schwerer sind dann in der Praxis die Beurteilung der Notwendigkeit und die Durchführung eines Aderlasses und anderer Phänomene wie Entleerung und Klistiere.[458] Noch schwieriger ist die Notwendigkeit chirurgischer Eingriffe zu beurteilen.

Regelkomplex 16: Wie schwierig manche ärztliche Entscheidungen zu treffen sind, beteuert auch Ibn Zuhr mit den Worten: „Ich habe nie ein

short, the art is long”: Arabic Commentaries of the first Hippocratic Aphorism, in: Bull. Hist. Med. 40, S. 226-245.

456 Karlheinz Engelhardt: “Das Medizinische reizte mich …” Ärzte in Goethes Leben und Schriften, in: Deutsche Mediz. Wochenschrift, 136. Jahrg., Heft 51/52 (Weihnachtsheft), 23.12.2011, S. 2641-2643.

457 Maimonides: *On Asthma*, Vol. 1 (G. Bos), Chapter 13, S. 88, Nr. 14: “Therefore, it is easy to say that it is correct to rub the elderly with oil and massage them, but to do this properly is a most difficult thing. »

458 Maimonides : *On Asthma*, Vol. 1 (G. Bos), ebd. Chapter 13, S. 88, Nr. 15.

Abführmittel verordnet, ohne vier Tage zuvor und vier Tage danach darüber nachzudenken.“[459]

Regelkomplex 17: In seiner humanen patientenorientierten Einstellung wird Maimonides auch durch den klassischen Satz von Hippokrates bestärkt, dass sich ein guter Arzt nur zwei Dingen widmen sollte: „Man soll dem Patienten nützen, die andere Sache ist, ihm nicht zu schaden.“ [460]

Regelkomplex 18: Mit Berufung auf Galen vertritt Maimonides als oberste Maxime: Der Arzt sollte immer das Wohlergehen des Patienten, also seine Gesundheit, im Auge haben. Wenn er dazu nicht in der Lage sei, dann solle er ihm zumindest keinen Schaden zufügen. Er verweist dabei auf viele berühmte Ärzte, in deren Gesellschaft er war. Diese schädigten nicht selten ihre Patienten durch ihre Behandlung, z.B. beim Aderlass, durch Empfehlung eines Bades (wo es nicht angebracht war), Einnahme einer Arznei oder durch die Erlaubnis, Wein oder kaltes Wasser zu trinken. Durch diese negativen Erfahrungen wurde Maimonides bei seiner Behandlung noch vorsichtiger und bemühte sich, im Zweifelsfalle kein Risiko einzugehen.[461]

Regelkomplex 19: Wie selbstkritisch Mediziner sein sollten, zeigt Galen, der sogar seinem eigenen analogen Denken misstraut, in folgendem fallbezogenen geradezu modern klingenden Satz: „Der Patient sollte von der und der Flüssigkeit mit der und der Droge gereinigt werden, wenn die und die Symptome vorliegen.“[462] Erst danach kann der Arzt beurteilen, ob die Reinigung nützlich ist, den in diesem Fall angezeigten Symptomen entspricht und dem Patienten nicht schadet.[463]

---

[459] Maimonides : *On Asthma*, Vol. 1 (G. Bos), ebd. Chapter 13, S. 89, Nr. 16. Englische Version von G. Bos: „I have never administered a purgative without thinking about it four days before and after.“

[460] Maimonides : *On Asthma*, Vol. 1 (G. Bos), ebd. Chapter 13, S. 89, Nr. 17. Englische Version von G. Bos: „one is to benefit the patient, and the other is not to harm him.“

[461] Maimonides : *On Asthma*, Vol. 1 (G. Bos), ebd. Chapter 13, S. 89f, Nr. 18.

[462] Maimonides: *On Asthma*: „The patient should be purged from such and such a humor with such and such a drug when the symptoms are such and such.“ (Übersetzung G. Bos).

[463] Maimonides: *On Asthma*, Vol. 1 (G. Bos), ebd. Chapter 13, S. 90f, Nr. 19.

Regelkomplex 20: Seine methodische Art der medizinischen Therapie findet Maimonides auch durch die kritische Einstellung von Aristoteles bestätigt: „Wir sollten zuerst die Natur des Patienten prüfen, sowohl wenn er gesund als auch wenn er krank ist. Die meisten Ärzte unterliegen in der Beurteilung dieser Fähigkeit dem Irrtum, so dass der Patient in Folge ihrer ärztlichen Behandlung stirbt.“[464]

Regelkomplex 21: Diese Aussage von Aristoteles lässt Maimonides nicht los. Denn er verweist auf eine andere Stelle bei ihm, in welcher er sich in ähnlichen Worten negativ über die Ärzte äußert: „Die meisten Leute sterben auf Grund einer falschen ärztlichen Behandlung.“[465]

Regelkomplex 22: Maimonides will aber mit diesen drastischen Worten Menschen, die an Medizin interessiert sind, nicht von ihr abhalten. Das Gegenteil ist der Fall. Die Medizin ist eine notwendige Kunst für Kranke und Gesunde. Die Schwierigkeit für den Patienten besteht nun darin, zu erkennen, ob ein Arzt kompetent oder nicht kompetent ist. Auf keinen Fall sollte man sich mit schlechter Ernährung abfertigen lassen. Hier kommt man nicht um den Rat des (kompetenten) Arztes herum. Man könne aber durchaus zurechtkommen, „ohne dass man seine Seele und seinen Leib einem inkompetentem Arzt ausliefert.“ Man darf aber nach Maimonides trotz alledem einem Arzt ein gewisses Vertrauen entgegenbringen, aber man sollte nicht in naiver Vertrauensseligkeit auf seinen Verstand und ein gesundes Urteilsvermögen verzichten. Höchst modern ist die Erkenntnis von Maimonides, den Heilungsprozess der Natur des Patienten zu überlassen und deren Aktivität nicht einzudämmen.[466] Der Arzt ist nicht nur Mitwirkender am Heilungs- bzw. Gesunderhaltungsprozess, sondern er setzt auch die Prioritäten der Gesundheitsfürsorge.

---

[464] Aristoteles De sensu et sensato, zit. nach Maimonides On Asthma, Vol. 1 (G. Bos), ebd. Chapter 13, S. 91, Nr. 20. Diese Aristotelesstelle findet sich auch erörtert im 2. Kapitel von "The Regimen of Health", in: Maimonides Medical Writings, Haifa 1990, 2. Kapitel, Nr. 4, S. 41f. Auf Englisch: „We should first examine the nature [of the patient], both when he is healthy [and when he is] ill. Most physicians are subject to error in [their assessment of] this force, so that the patient dies as a result of their medical treatment."

[465] Maimonides On Asthma, Vol. 1 (G. Bos), ebd. Chapter 13, S. 91f, Nr. 21. Vgl. dazu auch "The Regimen of Health", ebd., Kap. 4, S. 77f, Nr. 7 und S. 137, Note 26 zu S. 91. Auf Englisch: „Most people die as a result of medical treatment.“ (On Asthma, Chapter 13, S. 91, Nr. 21).

[466] Maimonides : *On Asthma*, Vol. 1 (G. Bos), ebd. Chapter 13, S. 92f, Nr. 22.

Er weiß, welche Krankheit eiliger zu behandeln, welche man nicht mehr weiter hinausschieben darf und wann Anlass zu Furcht und Sorge besteht. Ein guter Arzt weiß auch besser als der Patient, in welchen Fällen man keine medizinische Behandlung braucht, den Patienten, gemäß den Empfehlungen von Hippokrates und Galen, dem Wirken seiner Natur überlässt und auf voreilige medizinische Therapie verzichtet. Der inkompetente Arzt ist manchmal mehr oder weniger zufällig erfolgreich, aber öfter nicht erfolgreich. Lieber auf einen solchen Arzt verzichten und die Gesundheit der Natur überlassen, empfiehlt Maimonides im Zweifelsfalle dem Patienten. Leider hält sich kaum ein Patient an diesen Rat, viele riskieren allzu leicht ihr Leben, wenn sie leichtgläubig und unkritisch irgendwelchen Leuten, die sich Ärzte nennen, vertrauen. Wenn man der Natur vertraue, habe man wenigstens keinen Schaden wie bei einem schlechten Arzt.

Regelkomplex 23: Dieser Selbstheilungskraft der menschlichen Natur hat bereits Hippokrates vertraut und in dem berühmten Satz „Die Natur heilt Krankheiten“ festgehalten. Durch die Natur lernen wir und werden gebildet.[467] Es sind das Gedanken, die wir rund 700 Jahre später wieder bei dem französischen Aufklärungsphilosophen Jean Jacques Rousseau finden.

Regelkomplex 24: Galen wiederholt diese Idee, dass die Natur eine Lehrmeisterin der Menschen sei, in einigen seiner Bücher. In dieser Hinsicht statten die antiken Naturphilosophen, auch Galen, die personifizierte Natur mit menschlichen Tugenden wie Fleiß, Geschicklichkeit, Weisheit und sogar Gerechtigkeit aus.[468]

Regelkomplex 25: Maimonides bekräftigt die Mitwirkung der Natur am Heilungsprozess mit folgendem Zitat von Galen: „Wenn die [alten] Griechen im Zweifel waren über eine Krankheit, dann überließen sie es der Natur, diese auszutreiben. Ihr Argument war, dass die Natur sich um die Gesundheit von Lebewesen kümmert, diese im Fall einer Krankheit behandelt und dass sie das Temperament ihrer Organe kennt und die passende Art Nahrung jedem Organ zukommen lässt, wobei sie zuerst Abladestellen schaffe für die ´Überflüssigkeiten´ der Nahrung und der

---

[467] Maimonides : *On Asthma*, Vol. 1 (G. Bos), ebd. Chapter 13, S. 94, Nr. 23.
[468] Galen: On the Usefulness of the Parts of the Body I, 10-11, zit. nach Maimonides: *On Asthma*, Vol. 1 (G. Bos), ebd., Chapter 13, S. 94, Nr. 24.

Säfte, die dem Körper adäquat sind.“ [469] Die innere physische Uhr des Menschen ist also auch in Gesundheitsfragen oft zuverlässiger als die mechanisch betriebene Kirchtumsuhr.

Regelkomplex 26: Die Mitwirkung der (gesunden) Natur ist Maimonides so wichtig, dass er hier in Nr. 26 noch einmal an der nun schon mehrfach dargelegten Regel festhält, dass nach Galen im Zweifelsfalle dem Wirken der Natur der Vorzug gegeben werden sollte vor einem schlechten Arzt.[470]

Regelkomplex 27: Hier gibt Maimonides in aller Bescheidenheit zu, dass er auch Mängel in der ärztlichen Kunst aufweise, dieser mit Ehrfurcht gegenüberstehe und sich bewusst sei, dass es schwer wäre, ein vollkommener Arzt zu werden und zu sein. Er gehört nicht zu den Ärzten, welche an eingebildeter Vollkommenheit leiden. Für Maimonides ist dieser Vollkommenheitswahn so abwegig, dass er diesen in seinem Werk *Pirke Moshe* (Medical Aphorisms) als „eine Krankheit der Seele“[471] bezeichnet. In diesem Sinne legt Maimonides hier in Kap. 13 auch Wert auf die Feststellung, dass einer, der weniger wissenschaftlich durchblickt als er, sich unter Umständen besser kenne und sein eigenes Wissen besser beurteilen könne als einer, der gute wissenschaftliche Einblicke habe. Er will diese Aussage aber nicht als Bescheidenheitsgetue gewertet wissen, es handle sich bei seiner selbstkritischen Aussage um die volle Wahrheit. Es ist genau dieser Grund, warum Maimonides dieses Zusatzkapitel 13, das im Grunde überhaupt nicht auf das Asthma, das eigentliche Thema des Buches, Bezug nimmt, verfasst hat. Er wollte hier klarstellen, dass er die ärztliche Kunst nicht aus materiellem Selbstinteresse (self-interest) und aus wissenschaftlicher Eitelkeit betreibe. Diese zusätzlichen medizinischen Betrachtungen sollen also die wahren

---

[469] Maimonides: *On Asthma*, Vol. 1 (G. Bos), ebd. Chapter 13, S. 94, Nr. 25. Nach Anm. 31 (S. 94) ist Galen die Quelle dieses Zitats. Englische Version von G. Bos: „When the Greeks were in doubt about a disease, they left it to nature to expel it. Their argument for this was that nature looks after the health of living beings and treats them in the case of disease, and that it knows the temperament of their organs and sends to every individual organ the appropriate kind of nourishment, after first preparing sites for the superfluities of the food and humors appropriate to the body.“

[470] Maimonides : *On Asthma*, Vol. 1 (G. Bos), ebd. Chapter 13, S. 95, Nr. 26.

[471] Samuel S. Kottek: Maimonides on the Perfect Physician, in : Fred Rosner und Samuel S. Kottek (Hrsg.), a.a.O., S. 25-32, hier S. 29.

Gründe aufzeigen, warum er dieses Generalkapitel zum Abschluss noch hinzufügte und welche weit über den Gelderwerb hinausreichende Ziele er als Arzt verfolgte.[472]

Regelkomplex 28: Der gute Arzt braucht Erfahrung und muss fähig sein, analog zu denken. Ärztliches Wissen, das sich von der Erfahrung ableitet, ist weitaus umfangreicher als dasjenige, welches der Vernunft zu verdanken ist. Die einfachen Leute wissen das oft besser als so mancher Arzt. Es gibt darum auch das Sprichwort: "Frage den erfahrenen Praktiker, aber nicht den theoretischen Mediziner."[473] Die meisten noblen Leute wählen sog. Praktiker (Heilpraktiker?), die keine ärztliche Ausbildung haben, weil diese alt sind und sich für erfahren ausgeben.[474]

Regelkomplex 29: Erfahrung in der ärztlichen Kunst ist nach Maimonides aber nicht nur die individuelle Erfahrung eines Arztes, sondern auch die Summe der Erfahrung, die im Laufe vieler Generationen sogar schon in der vor Galen liegenden Zeit gesammelt und auch in medizinisch-wissenschaftlichen Büchern niedergeschrieben wurde. Hier finden sich auch Medikamente und Kombinationspräparate, die viele Jahrhunderte lang erprobt worden sind. Dieses kollektive Wissen, das ja auch Fallwissen ist, fehle dem medizinisch nicht ausgebildeten Praktiker. Wer über dieses profunde Jahrhundertwissen verfüge, brauche auch keine Experimente an Menschen machen. Denn „das Experiment ist gefährlich", warnt Hippokrates. Im 12. Jahrhundert, in dem Maimonides lebte, berufen sich nur noch Pseudoärzte auf die Notwendigkeit des Experiments, um von ihrer Unfähigkeit und ihrem Mangel an (kollektiver) Erfahrung abzulenken.[475] Die moderne Medizin bietet zahlreiche Beispiele, dass Medikamente, die immer wieder an Tieren und Menschen getestet worden waren, in anderen Kulturkreisen, z.B. in Japan, katastrophale Auswirkungen hatten. Die Skepsis von Maimonides gegenüber dem medizinischen Experimentieren ist also nicht unbegründet.

Regelkomplex 30: Es ist allerdings ein Fehler zu glauben, dass man Erfahrung in der medizinischen Praxis ohne das dazugehörige Wissen

---

[472] Maimonides: *On Asthma*, Vol. 1 (G. Bos), ebd., Chapter 13, S. 95, Nr. 27.
[473] Auf Englisch: „Ask the experienced [practitioner] but not the [theoretical] physician."
[474] Maimonides: *On Asthma*, Vol. 1 (G. Bos), a.a.O., Chapter 13, S. 95f, Nr. 28.
[475] Maimonides: *On Asthma*, Vol. 1 (G. Bos), ebd., Chapter 13, S. 96, Nr. 29.

haben könne. Auf der anderen Seite ist es aber durchaus möglich, dass jemand ein Wissen über die ärztliche Kunst hat, ihre Prinzipien und die verschiedenen Disziplinen mangels praktischer ärztlicher Erfahrung aber nicht wirklich versteht. Man kann sich das medizinische Wissen auch aus Büchern erwerben. Ohne theoretisches Wissen könne aber niemand in der ärztlichen Kunst durch Beobachtung und Zuschauen bei ärztlichen Handlungen Erfahrung erwerben. Medizinische Beobachtungsgabe muss allerdings wie bei Aristoteles auf eigener aktiver Erfahrung beruhen. Bei dem großen griechischen Philosophen wird auch deutlich, dass der Erwerb anatomisch-chirurgischer Fähigkeiten und Fertigkeiten nicht durch Lektüre, sondern nur durch aktive Beobachtung und Übung erfolgen könne.[476]

Der Wissenserwerb in der Medizin vollzieht sich also ganz anders als bei einem Handwerker, z.B. einem Zimmermann durch Beobachtung und permanente Wiederholung. In der Medizin braucht man aber zusätzlich Spekulation und Reflexion, beide sind in der Regel von Patient zu Patient verschieden anzuwenden. In der Medizin können gleiche Symptome auf verschiedenen Ursachen beruhen. Was für den einen ein Heilmittel ist, darauf kann ein anderer höchst allergisch sein. Ein bekanntes Beispiel ist die Unverträglichkeit von Milch. Der fähige fallorientierte Arzt sollte nach Hippokrates und Galen "nicht die allgemeine Art der Krankheit behandeln, sondern eher den individuellen Kranheitsfall selbst."[477] Wissen, das durch eine gezielte Ausbildung erworben ist, Erfahrung und „theoretische Spekulation" gehen bei einem guten Arzt Hand in Hand: „Denn Wissen ist die Wurzel und Praxis ist die Branche, aber es gibt keinen Zweig ohne die Wurzel."[478] Dass es in der Medizin nur mit Erfahrung ohne logisches Denken[479] nicht geht, erkannte bereits der antike griechische Arzt Galen: "Aber wenn einer ohne logisches

[476] Uriel S. Barzel: Introduction to 'The Art of Cure. Extracts from Galen', Vol. 5, Haifa 1992, a.a.O., S. 23-29, hier S. 24.

[477] Englisch: „not treat the [general] kind of a disease, but, rather, the individual case of the disease itself."

[478] Maimonides On Asthma, Vol. 1 (G. Bos), a.a.O., Chapter 13, S. 97, Nr. 30. Englische Version nach G. Bos: „For knowledge is rhe root and practice is the branch, and there is no branch without a root."

[479] Hier stoßen viele autodidaktische Heilpraktiker an Grenzen.

Denken experimentiert, dann ist er wie ein Blinder, dem man nicht den rechten Weg zeigt."[480]

Regelkomplex 31: In Anlehnung an Nummer 30 vergleicht Maimonides mit Berufung auf Galen den blinden medizinischen "Empiristen" mit dem Schiff ohne Führer. Einem solchen Arzt sollte man sich nicht anvertrauen.[481]

Regelkomplex 32: Maimonides warnt Patienten davor, sich einem, der in der Kunst der Medizin Mängel aufweist, zur Behandlung anzuvertrauen. Maimonides zählt auch hier noch einmal auf, bei welchen medizinischen Verfahren sich ein Patient nicht vom Nächstbesten behandeln lassen sollte: Aderlass, Einnahme eines Abführmittels, Anordung des Erbrechens und scharfe Klistiere. Doch es gibt immer wieder Unbelehrbare, die ihren Aderlass Barbieren und bei der Einführung von Klistieren sog. Pseudo-Augenärzten („pseudo-oculists") anvertrauen.[482]

Als Folge solcher Arglosigkeit verweist Maimonides den verunsicherten Arzt auf eine „medizinische Regel" von Galen. Nach dieser Regel sollte der Arzt auch dann einen Aderlass durchführen, auch wenn keine Symptome einer Überfülle von Blut vorliegen. Diese Regel will er auch auf die Reinigung des Bauchs und den Vorgang des Erbrechens anwenden. Er verweist auch auf den umgekehrten Fall, wo ein Patient Symptome einer Überfüllung zeigt, aber trotzdem kein Bedarf für Aderlass, Bauchreinigung oder gar Erbrechen besteht. In manchen Fällen reicht es oft schon aus, zu fasten oder weniger zu essen. Es gibt wieder andere, bei denen der Arzt bloß den Bauch mit einem milden Abführmittel beruhigen muss. Manche Patienten werden sogar bereits mit einem Bad oder mit körperlicher Bewegung wieder gesund. Wieder andere werden wieder fit durch häufige und kräftige Massagen. Auf Grund dieser Betrachtungen fordert Maimonides den Leser auf, zu entscheiden, ob man in allen diesen Fällen einen „geschickten Arzt" braucht oder ob bereits

---

[480] Maimonides : *On Asthma*, Vol. 1 (G. Bos), ebd. Chapter 13, S. 98, Nr. 30. Dieses Zitat konnte der Herausgeber von Vol. 1 des Asthmawerkes nicht in den Werken des Galen ausfindig machen. Englische Übersetzung von G. Bos: "But if one experiments without any logical reasoning, one is like a blind man who is not shown the right way." (On Asthma, Chapter 13, S. 97, Nr. 30).

[481] Maimonides: *On Asthma*, Vol. 1 (G. Bos), ebd. Chapter 13, S. 98, Nr. 31.

[482] Maimonides: *On Asthma*, Vol. 1 (G. Bos), ebd. Chapter 13, S. 98, Nr. 32.

einer ausreicht, „der Medizin aus bloßer Beobachtung erlernte.“ [483] Mit einer solchen Entscheidung sind aber meines Erachtens auch heutzutage die meisten Patienten überfordert.

Regelkomplex 33: In Nr. 33 bringt Maimonides wieder einmal ein Beispiel aus dem Maghreb: Ein starker junger Mann litt an Blutüberfüllung und wurde von einem cholerischen Fieber heimgesucht. Der behandelnde Arzt führte bei ihm am 2. Tag seiner Erkrankung einen Aderlass durch. Nach der Abnahme von 50 *dirhams* Blut schwächte sich die Gesundheit des jungen Mannes. Daraufhin hörte der Arzt mit dem Aderlass auf und wies den Patienten an, Rosensirup und Oxymel[484] zu trinken und noch bis zum nächsten Tag zu bleiben, um ihm die passende Behandlung zukommen zu lassen. Doch der Patient starb noch in dieser Nacht. Dieser Fall sprach sich unter den Ärzten und den Leuten herum. Ein Arzt, bei welchem Maimonides gelernt hatte, erklärte sich den plötzlichen Tod des jungen Mannes damit, dass dieser einer derjenigen war, der den Luxus liebte. Er war ein Vielfraß, der schon oft Verdauungsprobleme hatte. Diese sollen ihm den Magenmund (cardia) so sehr geschwächt haben, „dass dieser abgenützt war und eine cholerische Flüssigkeit in seinem Magen produziert wurde.“ [485] Nach Galen und Maimonides hätte in einem solchen Fall niemals ein Aderlass durchgeführt werden dürfen. Denn ein Mensch, der durch falsche Lebens- und Ernährungsweise seine Konstitution und sein Immunsystem verschlechtert hat, hält einen solchen nicht durch. Der behandelnde Arzt hätte erkennen müssen, dass er vor dem eventuellen Aderlass den Magenmund hätte stärken müssen. Das Auslassen eines wichtigen Behandlungsschrittes führte in diesem Fall sogar zum Tod des Patienten.

Regelkomplex 34: Maimonides weist für den oben genannten und für vergleichbare Fälle noch einmal auf Galen hin, der strikt davor warnt,

---

[483] Maimonides: *On Asthma*, Vol. 1 (G. Bos), ebd. Chapter 13, S. 99, Nr. 32. Englische Version von G. Bos: „who learnt medicine from mere observation“.

[484] Oxymel, nicht zu verwechseln mit dem Hydromel. Er wurde meist aus Essig und Honig hergestellt. Vgl. *Treatise on the Causes of Symptoms*, a.a.O., S. 145f.

[485] Maimonides: *On Asthma*, Vol. 1 (G. Bos), a.a.O., Chapter 13, S. 99, Nr. 33. Englische Version von G. Bos: „that it became worn out and a choleric humor was produced in his stomach.“

bei einem Patienten mit einem geschädigten, schwachen oder empfindlichen Magenmund einen Aderlass durchzuführen.[486]

Regelkomplex 35: Hier zitiert Maimonides diese Stelle von Galen wörtlich. Dieser beurteilt die Notwendigkeit eines Aderlasses mit größter Vorsicht und stellt dabei fest, dass dieser „oft keinen kleinen Schaden verursacht, wenn dieser zum falschen Zeitpunkt oder mit einer ungeeigneten Dosis durchgeführt wird."[487] Noch schlimmer ist ein Aderlass, wie dieser in der medizinischen Praxis bis weit ins 19. Jahrhundert hinein praktiziert wurde, nämlich oft zur falschen Zeit und in übertriebener Abzapfung von Blut.

Regelkomplex 36: Galen verweist auf weitere Fälle, bei denen auf Grund falscher ärztlicher Behandlung der meist übertriebene Aderlass so sehr zur Schwächung und Erschöpfung des Körpers führte, dass der Patient entweder sofort oder später starb. Ein exzessiver Aderlass mit großem Blutverlust kann auch zum Tode führen, wenn Patienten "einen Wechsel im Temperament ihres Körpers erlitten und ein kaltes Temperament, das sie in keiner Weise verbessern konnten, erwarben und so auch für den Rest ihres Lebens blieben."[488] Bei einigen dieser Patienten verschlechterte sich die körperliche Konstitution so massiv, dass sie bei der kleinsten Kleinigkeit krank wurden. Wieder andere litten an Folgekrankheiten: Fatale Wassersucht, Orthopnea, Leber- und Magenschwäche, Paralyse (Lähmung) und Hemiplegie (Halbseitenlähmung).[489]

Regelkomplex 37: Maimonides verweist noch einmal mit Bezugnahme auf Galen auf die Gefahren und die Folgen der Blutung, wenn der Aderlass zur falschen Zeit oder in der richtigen Zeit, aber exzessiv durchgeführt wurde. Der Patient sollte sich vorher prüfen, ob er bei Aderlass und bei einer körperlichen Entleerung einem medizinischen Laien vertrauen kann.[490]

---

[486] Maimonides: *On Asthma*, Vol. 1 (G. Bos), ebd. Chapter 13, S. 100f, Nr. 34.
[487] Maimonides: *On Asthma*, Vol. 1 (G. Bos), ebd. Chapter. 13, S. 101, Nr. 35. Auf Englisch: „often causes no small harm when it is performed at the wrong time or in an appropriate amount."
[488] Auf Englisch: „suffered a change in the temperament of their body and acquired a cold temperament which they could not improve by any means, and [they] remained thus for the rest of their lives."
[489] Maimonides: *On Asthma*, Vol. 1 (G. Bos), ebd. Chapter 13, S. 101f, Nr. 36.
[490] Maimonides: *On Asthma*, Vol. 1 (G. Bos), ebd. Chapter 13, S. 102, Nr. 37.

Regelkomplex 38: In diesem umfangreichen Kapitel kommt Maimonides mit Berufung auf Galen auch auf sog. Kombinationspräparate wie Schlangentheriak[491], Mithridates[492], Theodoretus[493] und ähnliche Medikamente zu sprechen. Vipernalkohol[494], eine vereinfachte Spielart des Schlangentheriaks und ein archaisches Heilmittel, wird gelegentlich noch heute in abgelegenen Regionen des Alpenraums als Hausmittel verwendet.

Diese Medikamente können bei zahlreichen Krankheiten durchaus hilfreich sein, der Patient sollte diese aber nur auf Empfehlung eines geschickten Arztes einnehmen. Nur der Arzt könne in seiner Diagnose erkennen, ob der richtige Zeitpunkt für die Einnahme eines der obigen Kombinations-Präparate gegeben sei. Die Einnahme von solchen stark wirkenden Medikamenten zum falschen Zeitpunkt kann sogar tödlich sein. Im Folgenden bringt Maimonides eine interessante Fallstudie, in welchem ein Team aus je zwei erfahrenen arabischen und jüdischen Ärzten dem Nachfolger von Ali, dem Befehlshaber der Muslime in Marrakesch, nach der Erholung von einer Krankheit einen Dirham des „Großen Theriak" als Getränk verabreichte. Der Patient bekam diese Arznei im letzten Drittel der Nacht. Drei Stunden später war der Sohn Alis tot. Von dem Arzt Abū Yūsuf, dem Sohn von Abū Ayyūb, einem der vier Ärzte des behandelnden Ärzteteams, erfuhr Maimonides, dass der „Große Theriak" das richtige Medikament gewesen wäre. Der Fehler bestand darin, dass die Menge von 1 Dirham viel zu hoch dosiert war. Ein Viertel Dirham des Großen Theriak hätte nach Maimonides leicht ausgereicht. Ein Enkel von **Abū–al-Alā**, der ebenfalls zum vierköpfigen Team gehörte, vertrat dagegen die Aufasssung, dass die verabreichte Menge von 1 Dirham des Großen Theriak zu niedrig dosiert gewesen wäre. Diese gegensätzlichen Auffassungen von Experten irritierten Maimonides so sehr, dass er bei den beteiligten Personen weitere Informationen beschaffen wollte, „um daraus etwas Nützliches zu erler-

---

491 Vgl. Manfred Ullmann: Die Medizin im Islam, Handbuch der Orientalistik 1, Ergänzungsband 6.1, Leiden 1970, S. 321.
492 Manfred Ullmann: Die Medizin im Islam, ebd., S. 321.
493 Zur Zusammensetzung des Theodoretus vgl. Jābir Ibn Hayyān: Das Buch der Gifte des Ǧābir ibn Hayyān, a.a.O., S. 220.
494 Quelle Internet: http://blackmedicus.de/Medicus/Geschichten/geschichten.html.

nen."[495] Doch es gelang ihm nicht, die ärztlichen Kollegen zum Reden zu bringen.

Regelkomplex 39: Dieser Todesfall ließ Maimonides nicht ruhen, darum bemühte er zur schwierigen Frage der Dosierung von Medikamenten wieder einmal Galen. Was Galen hier äußert, erscheint mir so wichtig, dass ich seine Worte hier wörtlich wiedergebe:

„Alle Drogen, die Antigifte gegen fatale Drogen sind, wenn sie in Überdosis genommen werden, werden in den meisten Fällen dem Körper großen Schaden zufügen. Deshalb sollte man für alle Drogen, die eine solche Wirkung haben, eine Dosis kalkulieren, die nicht so groß ist, dass sie dem Körper schadet, und nicht so klein, dass sie zu schwach ist, um den fatalen Drogen gegenzuwirken, und durch diese überwältigt wird." [496] Natürlich weiß auch noch heute jeder Arzt, dass man einem Patienten die "optimale" Menge eines Medikaments verordnen soll. Das Problem ist, dass diese Menge von Patient zu Patient variieren kann. Wie schwer es ist, diese optimale Menge zu finden, zeigt ja die Tatsache, dass im Falle von Ali´s Sohn sich vier höchst kompetente Ärzte bei der zu verabreichenden Menge des „Großen Theriak" gewaltig irrten. Noch heute sagt der Volksmund: „Vier Ärzte, vier Meinungen".

Regelkomplex 40: In diesem Kapitel will Maimonides mit nochmaliger Bezugnahme auf Galen Patienten ausdrücklich davor warnen, ein starkes Medikament, wie es der Große Theriak ist, ohne den Rat eines renommierten Arztes zu sich zu nehmen. Falls das jedoch unvermeidlich ist, dann solle der Patient große Vorsicht dabei walten lassen.[497] Wir dürfen aber realistisch davon ausgehen, dass auch die meisten Patienten bei weitem nicht das kritische Urteilsvermögen besaßen und besitzen, wie es hier Maimonides voraussetzt. Auch heutzutage können m. E. nur wenige Patienten beurteilen, welche Ärzte gut oder nicht gut sind.

---

[495] Maimonides On Asthma, Vol. 1 (G. Bos), a.a.O., Chapter 13, S. 102-104, Nr. 38.

[496] Maimonides: *On Asthma*, Vol. 1 (G. Bos), ebd. Chapter 13, S. 104, Nr. 39. Auf Englisch: „All drugs which are antidotes for fatal drugs, when taken in an overdose, will in most cases cause great harm to the body. Therefore, for all those drugs with such an effect, one should calculate an amount which is not so large that it harms the body and not so small that it is too weak to resist the fatal drugs and is overwhelmed by them."

[497] Maimonides: *On Asthma*, Vol. 1 (G. Bos), ebd. Chapter 13, S. 105, Nr. 40.

Regelkomplex 41 mit Begründungen von Nr. 42-45: In diesem Kapitel beschreibt Maimonides eine im mittelalterlichen Ägypten bekannte medizinische Methode: Die Ärzte verschreiben meist keine Medikamente, sondern beschränken sich beim Heilungsprozess auf die der menschlichen Natur eines Patienten innewohnenden Kräfte. Bei dieser Methode nimmt man durchaus in Kauf, dass der Patient nach einiger Zeit stirbt. Die ägyptischen Ärzte verzichten in der Regel bei dieser Methode aus Vorsicht auf einfache bzw. kombinierte stark wirkende Medikamente und begnügen sich mit milden Drogen. Es handelt sich meist um blühende Pflanzen. Starke Drogen mit unterschiedlichen positiven Wirkungen werden selten verwendet. Erstaunlich ist, dass die Ärzte in Ägypten Theriak und Electuaria ihren Patienten nicht verabreichen, wenn man vom Rosen-Electuarium einmal absieht. Sie vermeiden auch starke Abführmittel.[498] Maimonides akzeptiert diese sanfte medizinische Methode der ägyptischen Ärzte als durchaus praktikabel. Diese zeitige erstaunlicher Weise mehr Erfolge als Misserfolge. Maimonides begründet seine grundsätzliche Anerkennung mit vier Argumenten bzw. Gründen, welche er in den Kapiteln 42-45 darlegt.[499]

Regelkomplex 42: Auch wenn Maimonides der ägyptischen Methode relativ wohlwollend gegenübersteht, übt er dennoch in manchen Punkten Kritik. Diese richtet sich zuerst einmal dagegen, dass die ägyptischen Ärzte sich scheuen, den kleinen Theriak mit seinen vier Bestandteilen[500] und ähnliche „multibeneficial drugs", das Kümmel- oder Minz-Electuarium[501] und ähnliche gesunde Arzneien den Patienten zu verabreichen. Seine Kritik richtet sich auch gegen den permanenten Aderlass mit Abzapfung großer Blutmengen und die Abführpraxis, welche allzu häufig in allen Jahreszeiten vor allem bei den älteren Leuten (welche ja ohnehin häufig eine geschwächte Konstitution aufweisen) erfolgt.[502]

Regelkomplex 43 (zu Nr. 46): Im mittelalterlichen Ägypten gab es bereits im Mittelalter Patienten, die während einer Krankheit von einem

[498] Maimonides: *On Asthma*, Vol. 1 (G. Bos), ebd. Chapter 13, S. 105f, Nr. 41.

[499] Maimonides: *On Asthma*, Vol. 1 (G. Bos), ebd. Chapter 13, S. 106f, Nr. 42-45.

[500] Zu den Bestandteilen dieses Theriaks vgl. Alī ibn Rabban al-Tabarī: Firdaws al –hikma, a.a.O., S. 451.

[501] Zur Zusammensetzung des Kümmel-Electuarium vgl. Alī ibn Rabban al-Tabarī: Firdaws al –hikma, ebd., S. 474.

[502] Maimonides: *On Asthma*, Vol. 1 (G. Bos), a.a.O., Chapter 13, S. 107f, Nr. 46.

Arzt zum andern liefen und sich vielfach verschiedene Präparate verschreiben ließen. Dabei weiß der eine Arzt nicht vom andern und glaubt, dass er als einziger Arzt diese Krankheit behandelt habe. Da kann es passieren, dass evtl. mehrere verschiedenartige und evtl. sogar gegensätzlich wirkende Medikamente zusammenkommen. Es kommt auch vor, dass der eine Patient alle Medikamente, die ihm verschiedene Ärzte verschreiben, schluckt, der andere (der sich für besonders schlau hält) vergleicht alle Arzneien, die er von verschiedenen Ärzten bekommen hat, „und wählt daraus das Medikament, welches seinen Ansprüchen am meisten genügt. Er denkt, dass all das eine Vorkehrung, Schutz und Absicherung gegen die Irrtümer der Ärzte sein kann.“ [503]

Wenn dieser Patient nun Glück oder einen guten Instinkt hat, dann findet er von den Medikamenten, die ihm verschiedene Ärzte empfahlen, das ′richtige′ heraus. Probleme kann ein Patient aber haben, wenn er mehrere von verschiedenen Ärzten verschriebene Medikamente einnimmt, die nicht miteinander, sondern gegeneinander wirken. Maimonides neigt wegen der großen Nachteile des permanenten Arztwechsels dazu, dass selbst in dem Falle, dass sich der behandelnde Arzt irren sollte, es besser wäre, im Laufe einer bestimmten Krankheit bei einem Arzt – wir würden heute sagen, beim Hausarzt – zu bleiben.

Regelkomplex 44 (zu Nr. 47 und 48): Der arabische Arzt **Al-Rāzi,** mit vollem Namen Fakhr al-Din al-Razi Amoli (1149-1209), geht in seiner Kritik noch weiter als Maimonides und betrachtet bereits das Mitwirken von zwei Ärzten an einer Krankheit als grundsätzlichen Nachteil für den Patienten: „Wenn einer eine ärztliche Behandlung durch zwei Ärzte bekommt, sollte er argwöhnen, dass er an ihren kombinierten Irrtümern zu leiden habe.“ [504] Die Behandlung einer Krankheit durch mehrere Ärzte kann aber einem Patienten zum Vorteil gereichen, wenn die Ärzte ohne Eitelkeit und Wichtigtuerei nicht gegen-, sondern zielorientiert miteinander arbeiten. Sind aber die an einem solchen Fall mitwirkenden

---

[503] Maimonides: *On Asthma*, Vol. 1 (G. Bos), ebd. Chapter 13, S. 108, Nr. 47. Auf Englisch: „and chooses from among them the one that seems to be most appropriate in its claim. He thinks that all this can be a precaution, protection, and guard against the errors of the physicians.“

[504] Maimonides : *On Asthma*, Vol. 1 (G. Bos), ebd. Chapter 13, S. 109, Nr. 48. Auf Englisch: „If someone receives medical treatment from two physicians, he should suspect that he will suffer from their combined errors.“

Ärzte nicht kooperationsbereit und -willig, dann gilt der auch heute noch allzu bekannte Grundsatz: Je mehr Ärzte an einem Fall mitwirken, umso mehr potenzieren sich eventuelle Fehler. Es ist dann wie in der Küche: „Viele Köche verderben den Brei."

Regelkomplex 45 (zu Nr. 49): Nach Galen ist die getrennte Behandlung einer Krankheit durch Ärzte, die gar nicht voneinander wissen, in der Regel nicht gut für den Patienten. Das gezielte und bewusste Zusammenwirken verschiedener Ärzte, wie es an fürstlichen Höfen und in großen Häusern üblich ist, an einem Ort ist jedoch in der Regel kein Nachteil, sondern ein Vorteil für den Patienten, der sich so viele Ärzte leisten kann. In diesem Falle profitiert der meist hochgestellte Patient "von der Summe ihrer korrekten Diagnosen, da kein einzelner Arzt sich an alles erinnern kann, was er gelernt hat."[505]

Kooperierende Ärzte, die sich – kooperationswillig - gegenseitig ergänzen, schaffen es viel eher als ein einzelner, „the perfection for which they strive" zu verwirklichen.[506] Eine erfolgreiche Gruppenarbeit ist auch im medizinischen Bereich in der Regel wirksamer als die Leistung eines Einzelnen. Der Gruppenerfolg stellt sich jedoch nur ein, wenn jeder Arzt dieser Gruppe persönliche Animositäten gegenüber den Kollegen zurückstellt, sich nicht in den Vordergrund drängt und der Sache dienend, das gemeinsame Ziel, nämlich die Heilung des Patienten, vor Augen hat. Vier perfekte Ärzte können also weniger erfolgreich sein als ein einziger evtl. nicht so versierter Arzt, wenn sie gegeneinander arbeiten und nicht zur Kooperation bereit sind. Es ist besser, meint Maimonides, solche Leute zu entlassen und sich dann lieber ganz auf die Konstitution der menschlichen Natur zu verlassen.[507]

Regelkomplex 46 (zu Nr. 50): Nach Alexander von Aphrodisias (gegen 200 n.Chr.) – nach Fred Rosner Aphrodisius[508] - gibt es drei fundamentale Ursachen, die - auch bei einem Team von guten Ärzten - zu Uneinigkeit führen können:

---

[505] Auf Englisch: „from the sum of their correct judgments, since no single physician can remember everything that he has learnt" (On Asthma, ebd. S. 109).

[506] Maimonides: On Asthma, Vol. 1 (G. Bos), ebd. Chapter 13, S. 109, Nr. 49.

[507] Maimonides: On Asthma, Vol. 1 (G. Bos), ebd. Chapter 13, S. 110, Nr. 49.

[508] Maimonides: On Asthma, Vol. 6 (Fred Rosner), Kap. 13, Nr. 50, S. 133.

- Streben nach Führerschaft in einer Gruppe, welches einen davon abhält, die Wirklichkeit zu erkennen, also das Vorliegen einer sozialen Wahrnehmungsstörung[509]
- Rafinesse und Obskurität des Begriffsobjektes an sich
- Unwissenheit von dem, der wahrnimmt, und seine Unfähigkeit, das zu begreifen, was er wahrnimmt.[510]

Regelkomplex 47 (zu Nr. 51): Zu diesen drei Ursachen nach Alexander von Aphrodisias fügt Maimonides noch eine vierte Ursache hinzu. Diese ist noch wichtiger als die drei von Aphrodisias genannten. Es handelt sich bei Ursache Nr. 4 um die Ideen, welchen eine Person anhängt. Denn jede Person neigt zu bestimmten Gewohnheiten und wehrt sich gegen entgegengesetzte neue Ideen, auch wenn diese objektiv richtiger sind. Im Bereich der Ernährung bedeutet das zum Beispiel: Einer, der sich an ungesunde Nahrung gewöhnt hat, gibt dieser den Vorzug vor einer, die er nicht gewohnt ist.[511]

Regelkomplex 48 (zu Nr. 52): Maimonides erinnert abschließend daran, dass er im Kapitel 13 bemüht war, aufzuzeigen, wie man viele Fehler, welche der menschlichen Gesundheit schaden und eine Behandlung von Krankheiten erschweren, vermeiden kann. Seine religiöse Gesinnung, welche alles andere als eine Floskel und schon gar nicht dogmatisch[512] ist, offenbart sich noch einmal im letzten Satz des Kapitels 13: „Möge Gott in seiner Gnade und Langmütigkeit uns auf dem rechten Weg zum Heil in beiden Welten führen. Lob sei Gott für immer und ewig.“[513] Der Begriff „salvation“ (Rettung), der sich auf die beiden Welten, die diesseitige und die jenseitige, bezieht, steht auf einer höheren Ebene als “health”, die Gesundheit des Körpers und der Seele.

---

[509] Vgl. Nadim Sradj und Manfred Dinnes: Operationale Ästhetik., a.a.O.
[510] Maimonides: *On Asthma*, Vol. 1 (G. Bos), a.a.O., Chapter. 13, S. 110, Nr. 50.
[511] Maimonides: *On Asthma*, Vol. 1 (G. Bos), ebd. Chapter 13, S. 110f, Nr. 51.
[512] Bereits H. Cohen: Die Religion der Vernunft aus den Quellen des Judentums, Berlin 1927 prägt für Maimonides den Begriff der Vernunftreligion.
[513] Maimonides: *On Asthma*, Vol. 1 Bos), a.a.O., Chapter 13, S. 111, Nr. 52: „May God, in his grace and forbearance, guide us on the right way to salvation in both worlds. Praise be to God forever and ever.“

Wie modern ist die Asthmalehre von Maimonides? Kritik und Ausblick

In der Medizin von heute sieht man die Bronchial- und asthmatischen Lungenkrankheiten immer mehr im Zusammenhang mit Allergien und Hautkrankheiten. In der modernen Asthmalehre hat es sich eingebürgert, zwei große Gruppen von Krankheiten zu unterscheiden, nämlich die konventionellen und die allergischen Asthmakrankheiten. Auch Pharmafirmen wie Astra-Zeneca haben ihr Informationsmaterial zum Asthma auf diese beiden Fundamentalgruppen des Asthma ausgerichtet.

Die Medizin von heute teilt die Asthmakrankheiten (mit Einbeziehung der Krankheiten des gesamten Bronchial- und Atmungssystems) ein in die Gruppe der Krankheiten, die angeboren oder durch falsche Ernährung, mangelnde Bewegung etc. erworben sind, und in die andere Gruppe, in welcher Atembeschwerden allergischer Provenienz sind. Es steht dabei aber nicht immer fest, ob eine Allergie ein Asthma bronchiale, eine Bronchitis, eine Neurodermitis oder gar ein COPD (chronical obstructive pulmonary disease[514]) hervorruft oder ob umgekehrt schwache Bronchien oder eine kranke Lunge eine Allergie verursachen oder zumindest begünstigen. Unser modernes Gesundheitssystem besitzt eine höchst ausgereifte Symptomatologie, zielgerichtete Methodik und hoch entwickelte Diagnosemethoden, hat aber Probleme mit der Ursachenanalyse.

Die moderne medizinische Forschung und Praxis begreift Asthma nicht mehr ausschließlich, wie man es noch lange bei uns praktizierte, als eine meist angeborene Krankheit, welche sich als mehr oder weniger schwere Atemnot äußert. Das konventionelle Asthma bronchiale bildet in der Medizin von heute nur mehr einen Teilaspekt der Erkrankungen des Lungen- und Bronchialsystems. In einem solchen System beschränkt sich der behandelnde Arzt nicht auf die kranke oder schwache Lunge, sondern berücksichtigt das gesamte Bronchial- und Lungensystem.

Bei der Behandlung von Bronchialerkrankungen, Asthma und asthmatischen Allergien gibt es nach wie vor verschiedene Denkansätze und

---

[514] Winfried Randerath (Hrsg.): Bronchialtherapeutika. Medizinisch-pharmakologisches Kompendium Bd. 17, Stuttgart 2007, Vorwort, S. 5f und Winfried Randerath: Die chronisch-obstruktive Lungenerkrankung (COPD), in: Winfried Randerath (Hrsg.): Bronchialtherapeutika, ebd., S. 158-172, hier S. 158f.

Therapien. Die klassische Medizin setzt hier wie auch bei der Behandlung anderer Krankheiten ganz massiv auf industriell erzeugte – innerlich und äußerlich anzuwendende - chemische Pharmazeutica, welche im Sinne der Allopathie direkt auf ein bestimmtes Organ oder auf einen bestimmten Körperteil, also punktuell, durchaus in der Regel mit Erfolg wirken bzw. wirken sollen. Das zentrale Problem dieser Behandlungsmethode besteht darin, dass Patienten gezwungen sind, gegen Nebenwirkungen, welche sich oft daraus ergeben, weitere punktuell wirkende Medikamente einzunehmen. Als Folge von falsch verordneten bzw. falsch dosierten Medikamenten können sich z.B. sogar Hypo- oder Hypertonie ergeben.

Leider wirken allopathische Pharmazeutika, auch wenn sie jahrelang getestet wurden, nicht immer in der vom Hersteller vorgesehenen Weise. Was z.B. Europäer gut vertragen, kann bei Asiaten (die sich anders ernähren) katastrophale Auswirkungen haben. Es taucht also auch in der klassischen Medizin immer wieder das auch Maimonides schon bekannte Problem der Nebenwirkungen auf, auch bei Medikamenten, die bisher allgemein als gut verträglich galten. Dazu ein Beispiel: Bis vor wenigen Jahren galt z.B. das Schmerzmittel Paracetamol für Asthmatiker als sehr gut verträglich. Randerath empfiehlt seinen Einsatz vor allem für „eine antipyretische Behandlung“.[515] In den letzten Jahren wurde jedoch Fälle bekannt, in welchen Paracetamol ein erhöhtes Asthmarisiko[516] darstellte. Noch ist allerdings nicht geklärt, ob tatsächlich ein „ursächlicher Zusammenhang für das erhöhte Risiko von Asthmaerkrankungen nach Einnahme von Paracetamol“[517] besteht. Solche Nachweise sind allerdings nicht nur im Asthma- und Bronchialbereich nicht leicht zu erbringen. Die Beweispflicht liegt, auch rein juristisch betrachtet, nach wie vor beim Patienten bzw. Konsumenten.

Natürlich beschränkt sich die klassische Medizin nicht nur auf den Einsatz industrieller Pharmazeutika. Die hier zur Verfügung stehenden Therapien und Behandlungsinstrumente sind so umfangreich, dass sie

---

515 Winfried Randerath: Das Analgetika-Asthma-Syndrom, in: Winfried Randerath (Hrsg.): Bronchialtherapeutika, ebd. S. 123-133, hier S. 128.

516 Allergie konkret – Das Magazin zu Allergien, Asthma und Neurodermitis, April 2008, S. 38.

517 Allergie konkret – Das Magazin zu Allergien, Asthma und Neurodermitis, April 2008, S. 39.

hier nur kursorisch angedeutet werden können: z.B. Blutgastransport (mit Sauerstoff, Kohlendioxid, Kohlenmonoxid), diverse Methoden der Lungenfunktionsdiagnostik, z.B. Spirometrie etc[518]. Natürlich sind nach wie vor flankierende und ergänzende Therapiemaßnahmen in der allophatisch-klassischen Therapie zwar nicht primär, aber doch oft unverzichtbar, z.B. nicht-invasive Beatmung, Langzeit-Sauerstofftherapie, körperliches Training und dergleichen.[519] Auffallend ist, dass in den meisten Lehrbüchern zu Asthma- und Bronchialtherapie die Ernährung keine oder nur eine sehr untergeordnete Rolle spielt. Das gilt auch, so weit mir bekannt, auch für die meisten Arztpraxen, zumindest in Deutschland, nicht aber für Naturheilkundler und Heilpraktiker.

Einen völlig anderen Ansatz zu Asthma- und Bronchialkrankheiten bieten die Naturheilkunde und vor allem die Homöopathie. Die Naturheilkundler stehen sowohl in der medizinischen Methodik als auch in der praktischen Therapie nicht nur der Lehre des Moses Maimonides, sondern überhaupt der islamisch-jüdischen Medizin des Mittelalters wesentlich näher als die Anhänger der klassisch-allopathischen Medizin. Für sie spielt nicht zuletzt die asthmakompatible Ernährung eine ganz entscheidende Rolle im Therapieprozess. Die ersten sieben – von insgesamt 13 – recht umfangreichen Kapitel des Asthmawerkes von Maimonides widmen sich ausschließlich der Frage der gesunden Ernährung im allgemeinen und der Asthmaernährung im besonderen. Diese starke Betonung der Ernährung hat sich auch in dieser Abhandlung niedergeschlagen.

Mehr als die modernen Klassiker ist Maimonides ein Pragmatiker, der allgemeine und spezielle Gesundheitsregeln, die nicht nur die Ernährung betreffen, aufstellt. Trotz des großen Umfangs der Ernährung in seinem Asthmabuch strebt Maimonides in einer höchst differenzierten Form und fallbezogen nach medizinischer Wahrheit und therapeutischer Optimierung. Nicht jedes Medikament und nicht jede Therapie nützen jedem Asthmapatienten in gleicher Weise. Maimonides ist nicht nur in seiner Asthmalehre, sondern in seinem gesamten medizinischen System davon

---

518 Thorsten Schäfer: Lungenfunktionsdiagnostik, in: Winfried Randerath (Hrsg.): Bronchialtherapeutika, a.a.O., S. 45-55.

519 Frank Feldmeyer: Ergänzende Therapiemaßnahmen – Körperliches Training, Sauerstoff und nicht-invasive Beatmung, in: Winfried Randerath (Hrsg.): Bronchialtherapeutika, ebd. S. 187-199.

überzeugt, dass wirklich erfolgreiche Therapie auf den Einzelfall bezogen sein muss.

Auch der klassischen Medizin der Gegenwart ist Differenzierung nicht fremd, doch steht hier nicht so sehr der individuelle Patient im Mittelpunkt des Geschehens, wie man leider in vielen Arztpraxen, wo nicht selten die Patienten wie am Fließband durchgeschleust werden, selbst feststellen kann. Dem modernen Therapeuten stehen zahlreiche Methoden, welche Maimonides noch nicht kannte bzw. zumindest nicht ausdrücklich nannte, zur Verfügung: z.B. Anatomie der oberen und unteren Atemwege, Physiologie und Pathophysiologie der Atmung, Lungenfunktionsdiagnostik etc. Mit Hilfe dieser Methoden, welche von moderner Technik und Diagnose begleitet werden und vom Arzt jahrelange Spezialisierung und Erfahrung verlangen, versucht nun der behandelnde Arzt eine auf den Fall des Patienten zugeschnittene „Klinik und Therapie der Atemwegserkrankungen"[520] in die Wege zu leiten. Angesichts der ungeheuren Fülle der Therapiemethoden hat es der moderne Experte für Atem- und Lungenerkrankungen in einer Zeit, in welchen die Ansprüche der Öffentlichkeit und der Patienten an den Arzt massiv zugenommen haben, viel schwerer als Maimonides.

Das Asthma bronchiale, das in der Asthmalehre von Maimonides noch im Vordergrund stand, ist in der Medizin von heute nur noch ein Teilaspekt der Atemwegs- und Lungenerkrankungen. Zudem wird das heutige Asthma bronchiale mit neueren Phänomenen wie „Asthma im Kindes- und Jugendalter" und mit bestimmten Berufen (Berufskrankheiten) in Verbindung gebracht. Mir scheint aber, dass die bestimmten Gewerben zugeordneten Berufskrankheiten in den medizinischen Topographien des ausgehenden 18. und des 19. Jahrhunderts in der Regel auf allergieerzeugende Substanzen zurückzuführen sind. So waren wohl „Lungenentzündung" und „Lungensucht" bei Bäckern, Müllern, Gürtlern, Kürschnern, Perückenmachern, sogar Webern etc. nicht nur Berufs-, sondern auch allergisch-asthmatische Krankheiten.[521] Es handelte sich vielfach um Staub- oder Mehlunverträglichkeit.

---

[520] Winfried Randerath: Klinik und Therapie der Atemwegserkrankungen, in: Winfried Randerath (Hrsg.): Bronchialtherapeutika. Medizinisch-pharmakologisches Kompendium Bd. 17, a.a.O., S. 56-208.

[521] Vgl. dazu Wilhelm Kaltenstadler: Bevölkerung und Gesellschaft Ostbayerns im Zeitraum der frühen Industrialisierung (1780-1820), Kallmünz 1977, S. 146-157.

Maimonides war allerdings die epidemiologische und pathophysiologische Wurzel des Asthma bronchiale durchaus geläufig. Wie die moderne Asthmatherapie kannte auch er feste „Grundsätze der medikamentösen Asthmatherapie“.[522] Unbekannt waren Maimonides jedoch unter anderem die Genetik, Refluxkrankheit und die chronisch-obstruktive Lungenerkrankung (COPD), zumindest brachte er diese nicht mit dem Asthma bronchiale in Verbindung. Antibiotisch wirkende Medikamente hat Maimonides eingesetzt, es gab bereits in der antiken als auch in der arabisch-jüdischen Medizin des Mittelalters Pflanzen bzw. Substanzen, welche – wenn auch nicht so gezielt wie die modernen chemisch erzeugten Antibiotika – eine antibiotische Wirkung entfalteten. Anders als heute hat Maimonides antibiotisch wirkende Substanzen nicht im Übermaß verordnet.

Maimonides brauchte in seinem Therapiesystem keine „flankierenden Maßnahmen“[523] und keine „ergänzenden Therapiemaßnahmen“[524]. Denn seine Therapie ist, was man bereits im Inhaltsverzeichnis seines Asthmawerkes feststellen kann, von Anfang an auf die Kombination verschiedener Methoden gezielt ausgerichtet. Er hatte, wie man heute in der Naturheilkunde sagt, ein ganzheitliches Konzept.

Auch bei der Verschreibung von Medikamenten bevorzugt er, abweichend von der klassischen Homöopthie nach Samuel Heinemann (1755 – 1843), den Medikamenten-Mix. So gut wie nie reicht bei ihm ein einziges Medikament, wie das in der modernen Pharmakotherapie[525] nach wie vor als Ideal propagiert wird, um Kranke wieder gesund zu machen. Wie die moderne klassische Medizin beschränkte sich auch Maimonides nicht auf den Einsatz von Phytotherapeutika. Höchst modern ist, dass er Inhalationgeräte zum Einsatz bringt. Maimonides verschreibt nicht nur Pflanzen und Tees, sondern es kommen bei ihm auch Öle, Salben und Pulver nicht nur in der Asthmatherapie häufig vor.

---

522 Winfried Randerath: Asthma bronchiale, a.a.O., S. 67-83, hier S. 72.f.

523 Winfried Randerath: Asthma bronchiale, ebd. S. 67-83, hier S. 71f.

524 Frank Feldmeyer: Ergänzende Therapiemaßnahmen – Körperliches Training, Sauerstoff und nicht-invasive Beatmung, in: Winfried Randerath (Hrsg.): Bronchialtherapeutika, a.a.O., S. 187-199.

525 Vgl. Carl-Peter Bauer und Sabine Rutsch: Asthma – auf einen Blick, Blackwell-Verlag, Berlin – Wien 2003, vor allem Kap. 5 (Pharmakotherapie).

Erstaunlich ist, dass selbst ein so progressiver Arzt noch magische Stoffe und Ingredienzien, z.B. Schlangenwurzel, als Heilmittel verwendet und auch „Hausmittel“ aus dem Maghreb verschreibt. Pharmazeutika – und da ist Maimonides wieder ganz modern – werden nicht nur innerlich, sondern als Klistiere, Suppositorien und Injektionen auch äußerlich angewandt. Überholt sind die von ihm häufig empfohlenen starken Abführmittel, deren Nebenwirkungen er noch nicht gekannt zu haben scheint. Positiv an der Asthmalehre von Maimonides ist, dass er die Pharmakologie in einem sehr engen Zusammenhang mit der richtigen Ernährung sieht. So sind gesunde Suppen für ihn nicht nur ein gesundes Nahrungsmittel, sondern auch eine wirksame Medizin. Die Frage der Ernährung kommt allerdings nicht nur in der modernen Asthmatherapie, sondern überhaupt in der modernen Gesundheitslehre zu kurz.[526]

Mehr als die heutigen Ärzte legt Maimonides auf Gesundheitsregeln größten Wert. Auch hier steht er nicht nur in der antiken Tradition von Hippokrates und Galen, sondern auch in der Tradition der arabischen Medizin des Mittelalters, wenn er sich z.B. in Kap. 11 auf die zehn „Goldenen Regeln“ des arabischen Arztes Tiyādūq (um 700 nach Chr) beruft. Über diese allgemeingültigen gewissermaßen zeitlosen Gesundheitsregeln hinaus hat Maimonides in Kap. 11 seines Asthmabuches fünf spezielle Asthmaregelkomplexe gewissermaßen als Fazit seiner Asthmalehre festgehalten. Die in Kap. 13 wiedergegebenen 52 allgemeinen Gesundheitsregeln gelten nicht nur für das Asthma, sondern dienen ganz allgemein vor allem der Vorbeugung von Krankheiten. Wie überhaupt die arabisch-jüdischen Mediziner und die fernöstlichen Ärzte des Mittelalters sah Maimonides die zentrale Aufgabe des Arztes darin, nicht die Kranken zu kurieren bzw. zu reparieren, sondern dafür zu sorgen, dass Patienten möglichst vor Krankheiten bewahrt wurden. Auch für Theophrastus Bombastus von Hohenheim, bekannter unter dem Namen Paracelsus (1493-1541), war Gesundheit weit mehr als nur die Abwesenheit von Krankheit. In dieser Hinsicht kann unser modernes immer mehr verwaltetes Gesundheitssystem noch sehr viel von Maimonides, der jüdisch-arabischen Medizin des Mittelalters und überhaupt von den großen Ärzten der Vergangenheit lernen.

---

[526] M.O. Bruker: Unsere Nahrung – Unser Schicksal, 38. Auflage, Lahnstein 2004.

QUELLEN- UND LITERATURVERZEICHNIS

I. Quellen und Editionen

Alī ibn Rabban al-Tabarī: Firdaws al –hikma, hrsg. durch M. Z. Siddiqi, Berlin 1928.

Galen on Nerves, Veins, and Arteries, übersetzt durch Emilie Savage-Smith, Phil. Diss., University of Wisconsin, 1969.

Galen On the Usefulness of the Parts of the Body, translated by Margaret Tallmadge May, 2 Volumes, Ithaca N.Y., Cornell University Press, 1968.

Galen: *De alimentorum facultatibus* 1.4 (ed. G. Helmreich, in: Corpus Medicorum Graecorum 5.4.2, Leipzig 1923, S. 233-34).

Grossberger H.: Regimen sanitatis des Maimonides für den Sultan El Malik Al-Afdal, Faksimile der Ausgabe Florenz (ca. 1480), Heidelberg 1931.

Jābir Ibn Hayyān: Das Buch der Gifte des Ǧābir ibn Hayyān: Arabischer Text in Faksimile (MS. Taymūr, Tibb 393, Kairo), hrsg. und übersetzt durch Alfred Siggel, Wiesbaden 1958.

Maimonides *Medical Aphorisms* (*Kitāb al-fusūl fī al-tibb*) Treatises 1-5. A parallel Arabic-English edition, edited, translated, and annotated by Gerrit Bos, Part of the Medical Works of Moses Maimonides, Brigham Young University Press, Provo, Utah 2004.

Maimonides *Medical Aphorisms* (*Kitāb al-fusūl fī al-tibb*) Treatises 6-9. A parallel Arabic-English edition, edited, translated, and annotated by Gerrit Bos, Part of the Medical Works of Moses Maimonides, Brigham Young University Press, Provo / Utah 2007.

Maimonides On Asthma, Vol. II, Critical Editions of Medieval Hebrew and Latin Translations by Gerrit Bos and Michael R. McVaugh, Part of the Medical Works of Moses of Maimonides, Brigham University Press, Provo/Utah 2008.

Maimonides′ Commentary on the Aphorisms of Hippocrates, Maimonides′ Medical Writings, translated and annotated by Fred Rosner, published by The Maimonides Research Institute, Vol. 2, Haifa 1987.

Maimonides′ On Asthma. A parallel Arabic-English text edited, translated, annotated by Gerrit Bos, Volume I of the complete medical works of Moses Maimonides, Brigham Young University Press, Provo, Utah 2002.

Maimonides´ The Art of Cure. Extracts from Galen, Maimonides´ Medical Writings, translated from Arabic manuscripts and annotated by Uriel S. Barzel with a foreword by Fred Rosner and a bibliography by Jacob I. Dienstag, published by The Maimonides Research Institute, Vol. 5, Haifa 1992 (mit "Foreword" von Fred Rosner).

Moses Maimonides´ Three Treatises on Health, Maimonides´ Medical Writings, translated and annotated by Fred Rosner with bibliography by Jacob I. Dienstag, published by The Maimonides Research Institute, Vol. 4, Haifa 1990.

Moses Maimonides´ Treatise on Asthma, Maimonides´ Medical Writings, translated and annotated by Fred Rosner with bibliography by Jacob I. Dienstag, published by The Maimonides Research Institute, Vol. 6, Haifa 1994.

Rosner Fred: Moses Maimonides´ Treatise on Asthma, in: Thorax, Vol. 36 (1981) S. 245-251.

Steinschneider Moritz: Gifte und ihre Heilung, eine Abhandlung des Moses Maimonides, auf Befehl des aegyptischen Wezirs verfasst, nach einer unedierten hebräischen Uebersetzung bearbeitet, in: Arch. Path. Anat. 57, S. 62-120.

The Medical Aphorisms of Moses Maimonides, Maimonides´ Medical Writings, translated and annotated by Fred Rosner with bibliography by Jacob I. Dienstag, published by The Maimonides Research Institute, Vol. 3, Haifa 1989.

Treatises on Poisons Hemorrhoids Cohabitation, Maimonides´ Medical Writings, translated and annotated by Fred Rosner, published by The Maimonides Research Institute, Vol. 1, 2. Auflage, Haifa 1988.

II. Internetquellen:

http://astore.amazon.de/buchundjudenhaga/detail/3406452698 (Stand 19.01.2010)

http://www.bonbonmacherin.de/ (Stand 5.2.2010)

http://www.bambusfarm.de/rohstoff3.html (Stand 17.02.2010)

http://www.farndatenbank.de/ (Stand 20.01.2010)

http://de.wikipedia.org/wiki/Theriak (Stand 26.01.2010)

„Pesthauch über der Stadt“ von Prof. Manfred Dinnes, Quelle: Website http://www.theatercompanie.eu unter „Pesthauch“
http://www.medicine.ox.ac.uk/bandolier/Extraforbando/Topextra3.pdf (Stand 27.01.10).
http://de.wikipedia.org/wiki/Mastix (Stand 15.12.2011)
http://www.eslam.de/begriffe/i/ibn_zuhr.htm
http://en.wikipedia.org/wiki/Ibn_Nafis
http://en.wikipedia.org/wiki/Averroes
http://de.wikipedia.org/wiki/Lepra
http://de.wikipedia.org/wiki/Nikomachische_Ethik
http://www.harald-homberger.de/bewegungen_der_seele.html
http://www.familienaufstellen.eu/familienstellen_schauen/bewegungen_der_seele.html
http://en.wikipedia.org/wiki/Al-Farabi (Stand: 19.12.11)
http://blackmedicus.de/Medicus/Geschichten/geschichten.html (Stand 19.12.2011)
http://en.wikipedia.org/wiki/Fakhr_al-Din_al-Razi (Stand 19.12.11)
http://www.ask.com/wiki/Tomb_of_Maimonides?qsrc=3044 (Stand 19.12.11)
http://www.britannica.com/EBchecked/topic/581818/tamarisk-manna-scale
http://fr.wikipedia.org/wiki/Trabutina_mannipara
http://de.wikipedia.org/wiki/Myrobalanen
http://www.english-scent.de/Duefte/Herren/Czech-Speake-Frankincense-Myrrh-Cologne-100ml-Spray::668.html
http://plato.stanford.edu/entries/alexander-aphrodisias/

III. Literaturverzeichnis

Ackermann Hermann: Die Gesundheitslehre des Maimonides: Medizinische, ethische und religionsphilosophische Aspekte, Diss. Rupprechts-Karls-Universität zu Heidelberg, 1982.

Allergie konkret – Das Magazin zu Allergien, Asthma und Neurodermitis, April 2008.

Altmann A.: Das Verhältnis Maimunis zur jüdischen Mystik, in: Monatsschrift Gesch. und Wiss. des Judentums 80, Breslau 1936.

Bauer Carl-Peter und Rutsch Sabine: Asthma – auf einen Blick, Blackwell-Verlag, Berlin – Wien 2003 (vor allem Kap. 5).

Bonsen Elmar zur - Glees Cornelia (Hrsg.): Geheimwissen des Mittelalters, Augsburg 2000.

Bragman L. J.: Maimonides on “Physical Hygiene”, in: Ann. Med. Hist. 7, S. 140-143.

Bratton F.G.: Maimonides. Medieval Modernist, Boston 1967.

Bruker M.O. Dr. med.: Unsere Nahrung – Unser Schicksal, Emu-Verlag, 38. Auflage, Lahnstein 2004.

Cohen H.: Die Religion der Vernunft aus den Quellen des Judentums, Berlin 1927

Costa José: Some Notes on the Talmudic Quotations in the Guide of the Perplexed, III, 8-24, in: Studia Judaica XVII, Editor: Prof. Dr. Ladislaus Gyémánt, Cluj-Napoca 2009, S. 169-180.

Davidson Herbert A.: Moses Maimonides: The Man and His Works, Oxford University Press, Oxford 2005.

Deichgräber Karl: *Hippokrates'* De humoribus *in der Geschichte der griechischen Medizin*. Abhandlungen der Geistes- und sozialwissenschaftlichen Klasse, Jahrg. 1972, Nr. 14, Akad. der Wissenschaften und der Literatur, Mainz 1972.

Dols Michael W.: Medieval Medicine: *Ibn Ridwān's Treatise* „On the Prevention of Bodily Ills in Egypt”, University of California Press, Berkeley 1984.

Eckart W.U.: Geschichte der Medizin, 2. Aufl., Springer Verlag, Berlin 1994.

Elquyam Abraham: Jehudah ben Shmuel he-Chasid, in: Metzler Lexikon Jüdischer Philosophen, hrsg. von Andreas R. Kilcher / Otfried Fraisse, Stuttgart 2003.

Engelhardt Karlheinz: “Das Medizinische reizte mich …” Ärzte in Goethes Leben und Schriften, in: Deutsche Medizinische Wochenschrift, 136. Jahrg., Heft 51/52 (Weihnachtsheft), 23.12.2011, S. 2641-2643.

Engelhardt Karlheinz: Die 'Heidelberger Schule' - Über Anfänge der deutschen Psychosomatik, in: Deutsche Medizinische Wochenschrift, 136. Jahrg., Heft 51/52 (Weihnachtsheft), 23.12.2011, S. 2692-2695.

Ferrín Emilio Gonzales: Historia General de Al Andalus. Europa entre Oriente y Occidente, 2. Auflage, Cordoba 2007.

Friedländer Israel: Der Sprachgebrauch des Maimonides, I. Lexikalischer Teil, Frankfurt am Main 1902.

Germer Renate: Die Heilpflanzen der Ägypter, Wiesbaden 2008.

Gershenfeld L.: The Medical Works of Maimonides and his Treatise on personal hygiene and dietetics, in: Americ. Journ. Pharm 107, S. 14-28.

Gorlin M. (Hrsg.): Maimonides. On Sexual Intercourse (fi´l-jima), in: Medical Historical Studies of Medieval Jewish Medical Works, Vol. 1, Brooklyn_New York 1961.

Heinrich-Gräfe Uta: Allergien in der Schwangerschaft, in: Allergie konkret Heft 4, 2008, S. 20-22.

Guttmann J.: Der Einfluß der maimonidischen Philosophie auf das christliche Abendland, in: Moses ben Maimon, Bd. I, Leipzig 1908.

Hamarneh Sami Khalaf und Sonnedecker Glenn: A Pharmaceutical View of Abulcasis al Zahrāwī in Moorish Spain: With Special Reference to the Adhān, Janus Supplément 5, Leiden 1963.

Hasselhoff Görge K.: Moses Maimonides interkulturell gelesen, Interkulturelle Bibliothek, Bd. 20, Bautz-Verlag, Nordhausen 2009.

Hayoun Maurice-Ruben: Maimonides Arzt und Philosoph im Mittelalter. Eine Biographie, aus dem Französischen übertragen von A. Wildermann, München 1999.

Heller Peter W. F.: Ärzte, Magier, Pharaonen – Mythos und Realität der altägyptischen Medizin, Engelsdorfer Verlag, Leipzig 2008.

Hinz Walther: Islamische Maße und Gewichte umgerechnet ins metrische System, Handbuch der Orientalisitik, hrsg. von Bertold Spuler, Ergänzungsband 1, Heft 1, (Fotomechanischer Nachdruck von 1955), Leiden 1970.

Kaltenstadler Wilhelm: Bevölkerung und Gesellschaft Ostbayerns im Zeitraum der frühen Industrialisierung (1780-1820), Kallmünz 1977.

Kaltenstadler Wilhelm: Gesundheit, Hygiene und Krankheit bei Maimonides, in: Beiträge zur Kulturgeschichte des Judentums, Vol. II, 2010, S. 86-141.

Kaltenstadler Wilhelm: Kaffee – ein Geschenk der Araber an Europa, in: Deutsche Medizinische Wochenschrift (DMW), Weihnachtsheft, 136. Jahrg., 2011, S. 2652-2656.

Kaltenstadler Wilhelm: „Kurz ist das Leben, lang die (ärztliche) Kunst…“. Das medizinische Werk des Moses Maimonides, Deutsche Medizinische Wochenschrift (DMW), Weihnachtsheft, 135. Jahrg., 2010, S. 2563-2566.

Kaltenstadler Wilhelm: Zucker als Lebens- und Heilmittel im arabischen Mittelalter. Aus dem medizinischen Werk des Moses Maimonides, DMW, 135. Jahrg., 2010, S. 2567-2573.

Kamal Hassan: Encyclopaedia of Islamic Medicine, with a Greco-Roman Background, General Egyptian Book Organization, Cairo 1975.

Kilcher Andreas B. / Fraisse Otfried: Metzler Lexikon jüdischer Philosophen, Verlag J.B. Metzler, Stuttgart 2003.

Kirsch Eberhard: Avicennas Lehren von der Sexualmedizin, Edition Avicenna, München 2005.

Klein-Franke Felix: Vorlesungen über die Medizin im Islam, in: Sudhoffs Archiv, Beiheft 23, Wiesbaden 1982, S. 1-161.

Kluge Heidelore: Hildegard von Bingen – Ernährungslehre, Rastatt o.J.

Kluge Heidelore: Hildegard von Bingen – Frauenheilkunde, Rastatt o.J.

Köhler Dieter – Schönhofer Bernd - Voshaar Theodor: Pneumologie. Ein Leitfaden für rationales Handeln in Klinik und Praxis, Thieme Verlag, Stuttgart – New York 2010 (vor allem Kapitel 4).

Koestler Arthur: Der dreizehnte Stamm. Das Reich der Khasaren und sein Erbe, Wien – München – Zürich 1977 (deutsche Ausgabe).

Kraemer Joel J. (Hrsg.): Perspectives on Maimonides. Philosophical and Historical Studies, Oxford University Press, Tel Aviv 1991.

Kroner Hermann (Herausgeber und Übersetzer): Die Haemorrhoiden in der Medicin des XII. und XIII. Jahrhunderts“, in: Janus 16 (1911), S. 441-456 und 645-718.

Kunze Karl: Bauwerke und Kunsthandwerk im Dienst des Islam, in: Weltgeschichte, Bd. 5 Kaiser und Kalifen, Bertelsmann Lexikon Verlag, Gütersloh 1996, S. 239-260.

Lämmel Sonja: Versteckte Nüsse, in: Allergie konkret, Heft 4, 2008, S. 24-26.

Lane Edward William: Arabic-English Lexicon, 2 Vol., London 1863-1879, Vol. 2.

Levinger Jacob: Maimonides′ *Guide of the Perplexed* on Forbidden Food in the light of his own Medical Opinion, in: Joel J. Kraemer (Hrsg.): Perspectives on Maimonides. Philosophical and Historical Studies, Oxford University Press, Tel Aviv 1991, S. 195-208.

Löffler Helmut: Das Hausbuch der Naturheilkunde, 2. Auflage, Wien-München etc. 1975.

Marín Manuela: Beyond Taste: The Complements of Colour and Smell in the Medieval Arab Culinary Tradition, in: Culinary Cultures of the Middle East, hrsg. durch Sami Zubaida und Richard Tapper, London 1994, S. 205-214.

Matthys Heinrich und Seeger W.: Klinische Pathologie, Springer Verlag, 4. Aufl., Heidelberg 2008.

Muntner Suessmann: Rabbenu Moshe Ben Maimon. Ma′amar Al Chizuk Ko′ach Hagavra (On the Increase of Sexual Vigor), translated by Rabbi Zerachiah Ben Shealtiel Chen, Jerusalem 1965, S. 33-66.

Muntner Suessmann: Maimonides′ Treatise on Asthma, in: Diseases of the Chest 54, August 1968, S. 128-132.

Muntner Suessmann: The Medical Writings of Moses Maimonides: Treatise on Asthma, Philadelphia 1963.

Olbert Th.: Das Asthma Bronchiale im Werke des Maimonides, in: Medizinische Welt, 1965, S. 2714-2716.

Persien – Supermacht der Antike. Gottesstaat der Mullahs, in: Der Spiegel, Heft "Geschichte", Nr. 2, 2010.

Randerath Winfried (Hrsg.): Bronchialtherapeutika. Erkrankungen des Bronchialsystems: Anatomie, Physiologie, Klinik, Pharmakologie und Arzneimitteltherapie, Medizinisch-pharmakologisches Kompendium, Bd. 17, Wissenschaftliche Verlagsgesellschaft Stuttgart 2007.

Randerath Winfried: Die chronisch-obstruktive Lungenerkrankung, in: Winfried Randerath (Hrsg.): Bronchialtherapeutika. Stuttgart 2007, S. 158-172.

Ratner M.: Maimonides als hygienischer Schriftsteller, in: Hygienische Rundschau 25 (1915) S. 669-674.

Rosenthal F.: "Life is short, the art is long": Arabic Commentaries of the first Hippocratic Aphorism, in: Bull. Hist. Med. 40, S. 226-245.

Rosner Fred: Moses Maimonides the Physician, in: Fred Rosner-Samuel S. Kottek (Hrsg.): Moses Maimonides Physician, Scientist, and Philosopher, Northvale-New Jersey, London 1993.

Rosner Fred: Moses Maimonides the Physician, in: Sammelband *Moses Maimondes. Physician, Scientist, and Philosopher*, edited by Fred Rosner and Samuel S. Kottek, Northvale, New Jersey, London 1993, S. 3-12.

Rosner Fred: Moses Maimonides′ *Treatise on Asthma,* in: Journal of Asthma 21, Nr. 2, April 1984, S. 119-129.

Rosner Fred: Moses Maimonides′ *Treatise on Asthma*, in: Medical Times 94, 1966, S. 1227-1230.

Rosner Fred: Moses Maimonides′ *Treatise on Asthma*, in: Thorax, Vol. 36 (1981) S. 245-251.

Rosner Fred: Sex Ethics in the Writings of Moses Maimonides, New York 1974.

Scheyer M.: Das psychologische System Maimunis, Frankfurt 1857.

Schiller Reinhard: Hildegard Pflanzenapotheke, Düsseldorf und Wien 1992.

Schipperges Heinrich: Arabische Medizin im lateinischen Mittelalter, Sitzungsberichte der Heidelberger Akademie der Wissenschaften, Mathematisch-Naturwissenschaftliche Klasse, Heidelberg-New York 1976.

Schipperges Heinrich: Krankheit und Gesundheit bei Maimonides (1138-1204), Berlin-Heidelberg 1996.

Selen – Ein lebenswichtiges Spurenelement. Ursachen und Behandlung von Selenmangel-Erkrankungen, hrsg. durch Deutsche Gesundheitshilfe, Frankfurt am Main 2. Auflage 2003.

Sezgin Fuat: Geschichte des arabischen Schrifttums, Vol. 3 Medizin-Pharmazie-Zoologie-Tierheilkunde bis ca. 430, Brill Verlag, Leiden 1970.

Sigerist Henry A.: Anfänge der Medizin, Zürich 1963.

Sradj Nadim und Dinnes Manfred: Operationale Ästhetik. Von der Wahrnehmungsstörung zur Kunsttheorie, Informationsschrift des Bundesverbandes Macula – Degeneration e.V., Regensburg 2006.

Steinberg Werner und Muntner Suessmann: Maimondes´ Views on Gynecology and Obstetrics, in: American Journal of Obstetrics and Gynecology 91, Nr. 3 (Febr. 1965), S. 443-448.

Steinborn Gerhard: Islamische Geisteswelt im Mittelalter, in: Weltgeschichte, Bd. 5 Kaiser und Kalifen, Gütersloh 1996, S. 219-234.

Steinschneider Moritz (Übers.): Gifte und ihre Heilung. Eine Abhandlung des Moses Maimonides, in Virchows Archiv 57 (1873) S. 62-120.

Stemberger G.: Maimonides als Mischna-Ausleger, in: Kairos 28, S. 196-208.

Tamer Georges (Hrsg.): Die Trias des Maimonides: Jüdische, arabische und antike Wissenskultur, Verlag de Gruyter, Berlin 2005.

Todesursache schmutziges Wasser, in: Donaukurier Nr. 66, 20./21. März 2010, S. 2.

Tratedo del Asma, in: Cantera Burgos and F. Perez Castro (Hrsg.): Antologia Hebraica Postbiblica, Facultad de Filosofia y Letras Instituto Arias Montano, Madrid 1953, S. 77-79.

Trueb Lucien F., Ulrich Wyss: Mastix von Chios - ein begehrtes Baumharz, in: Naturwissenschaftliche Rundschau. 59, Nr. 6, 2006, S. 297–302.

Ullmann Manfred: Die Medizin im Islam, Handbuch der Orientalistik 1, Ergänzungsband 6.1, Brill, Leiden 1970.

Una Obra sobre el Asma en el Siglo XII, in: Rivista Argentina de Allergie 7, 1960, S. 119-126.

Valle Carlos del u.a. (Hrsg.): Maimónides y su epoca, Sociedad estatal de conmemoraciones culturales, Madrid 2007.

Vogl Dieter / Benzin Nicolas: Die Entdeckung der Urmatrix. Die genetische Rekonstruktion menschlicher Organe, Bd. II: Die Ureinheit aller Dinge, Greiz 2003.

Vullers Johann August: Lexicon Persico-Latinum Etymologicum (2 Bände), Bd. 1, 1855-1864, Graz 1962.

Weiss R.L., Butterworth u.a. (Hrsg.): Ethical Writings of Maimonides, New York 1975.

Weiss R.L.: Maimonides´ Ethics: The Encounter of Philosophy and Religious Morality, in: Theolog. Studies 54, S. 224-387.

Westendorf Wolfhard: Handbuch der Orientalistik = Handbook of oriental studies, hrsg. von B. Spuler, Abt. 1 Der Nahe und der Mittlere Osten, Bd. 36, Handbuch der altägyptischen Medizin.

Witt Christian: Asthma bronchiale und Lebensqualität, Uni-Med, Bremen-London-Boston 2009.

Wolter Cornelia: Wenig Fleisch, viel Obst und Salat. Abnehmen mit Trennkost, in: Donaukurier Nr. 34, 11.02.2010, S. 18.

Maße und Gewichte im mittelalterlichen Ägypten

Dirham: 1 ägyptischer Standarddirham entspricht nach Walther Hinz: Islamische Masse und Gewichte, a.a.O., S. 3 genau 3,125 Gramm.
Habba: 1 ägyptischer Habba = 0,048 Gramm, in etwa 1/100 mitqāl (W. Hinz, S. 12f). Das habba existierte in Ägypten auch als Flächenmaß, heute 1 habba = 58,345 qm.

Himl: Himl bezeichnet wörtlich die „Kamellast". In Ägypten entspricht nach W. Hinz, S. 13 bei Mehl 1 himl = 300 ratl = 135 kg, bei Lack und Pfeffer = 500 ratl = 225 kg. Bei gekrempelter Baumwolle ist 1 himl = 553 1/3 ratl = 249 kg, bei Leinen und Brasilholz 600 ratl = 270 kg. „Bei Fehlen näherer Anhaltspunkte dürfte sich für 1 *himl* ein Näherungswert von rund 250 kg empfehlen." (Hinz S. 14).

Mitqāl: 1 Mitqāl entspricht im mittelalterlichen Ägypten 4,68 Gramm, 24 Karat zu 0,195 g, das entspricht dem 72. Teil des alten ägyptisch-römischen Pfundes (W. Hinz, S. 4).

Mudd: Nach Walther Hinz: Islamische Masse und Gewichte, a.a.O., S. 45 f entspricht ein Mudd im 12. Jahrhundert 1,053 Liter. 1 syrischer Mudd ist nach W. Hinz, S. 46 mit 3,673 Liter wesentlich größer.

Ratl: 1 ratl wog im abbasidischen Ägypten 300 Gramm, in der Zeit der Fatimiden, also im 11. und 12. Jahrhundert = 140 dirham = 437,5 Gramm (W. Hinz, S. 28f). In der Zeit von Maimonides scheint jedoch schon ein ratl 144 dirham = 450 Gramm betragen zu haben.

Unze: Die Gewichtsunze entsprach nach Walther Hinz: Islamische Masse und Gewichte, a.a.O., S. 35 in Ägypten stets 12 Dirham = 37,5 Gramm, heute amtlich 37,44 Gramm. Die Unzengewichte anderer Länder und Regionen konnten erheblich vom Gewicht der ägyptischen Unze abweichen.

Zuz (Zus): Bei Fred Rosner, *Treatise on Asthma*, Vol. 6, Haifa 1994, Kap. 15, S. 83 steht statt „ratl" das Wort "litre" und statt dirham(s) steht "zuz" bzw. „zuzim". In der Edition von Bos (Vol. I) kommen „litre(s)" und „zuz(im)" nicht vor. Die Gleichsetzung von dirham und zus (zuz) ist nach Gerrit Bos: On Asthma, Vol. 2, Introduction to the Latin Texts, S. XLIII korrekt. Das ratl wird hier bei Bos-McVaugh mit lb. (Pfund) und nicht mit Liter gleichgesetzt.

Register

Personenregister

Sachregister

Jerusalemer Texte

Schriften aus der Arbeit der Jerusalem-Akademie

herausgegeben von Hans-Christoph Goßmann

Band 1: Peter Maser, Facetten des Judentums. Aufsätze zur Begegnung von Christen und Juden sowie zur jüdischen Geschichte und Kunst, 2009, 667 S.

Band 2: Hans-Christoph Goßmann; Reinhold Liebers (Hrsg.), Hebräische Sprache und Altes Testament. Festschrift für Georg Warmuth zum 65. Geburtstag, 2010, 233 S.

Band 3: Hans-Christoph Goßmann (Hrsg.), Reformatio viva. Festschrift für Bischof em. Dr. Hans Christian Knuth zum 70. Geburtstag, 2010, 300 S.

Band 4: Ephraim Meir, Identity Dialogically Constructed, 2011, 157 S.

Band 5: Wilhelm Kaltenstadler, Antijudaismus, Antisemitismus, Antizionismus, Philosemitismus – wie steht es um die Toleranz der Religionen und Kulturen?, 2011, 109 S.

Band 6: Hans-Christoph Goßmann; Joachim Liß-Walther (Hrsg.), Gestalten und Geschichten der Hebräischen Bibel in der Literatur des 20. Jahrhunderts, 2011, 294 S.

Band 7: Hans-Christoph Goßmann (Hrsg.), Geschichte des Christentums, 2011, 123 S.

Band 8: Jonathan Magonet, Schabbat Schalom. Jüdische Theologie – in Predigten entfaltet, 2011, 185 S.

Band 9: Clemens Groth; Sophie Höffer; Laura Sophie Plath (Hrsg.), „... das habe ich nie vergessen, bis heute ...". Jugendliche befragen Menschen, die die Zeit des Nationalsozialismus erlebt haben, 2011, 200 S.

Band 10: Hans-Christoph Goßmann, Altes Testament und christliche Gemeinde. Christliche Zugänge zum ersten Testament der Bibel, 2012, 198 S.

Band 11: Bernd Gaertner; Hans-Christoph Goßmann (Hrsg.), Der Glaube an den Gott Israels. Festschrift für Joachim Liß-Walther, 2012, 254 S.

Band 12: Wilhelm Kaltenstadler, Maqāla fī al-rabw. Die Abhandlung des Maimonides über das Asthma, 2013, 171 S.